AF485479

A CURA DA CANDIDA

Tratando Naturalmente Em 90 dias

Mais de 5.000 casos de sucesso!

Dr. George J. Georgiou, Ph.D.,D.Sc. (AM).,N.D.

Copyright © 2020 Dr. George J. Georgiou. Todos os direitos reservados. Nenhuma parte deste livro, com exceção de uma breve análise, pode ser reproduzida, armazenada em um sistema recuperável, ou transmitida de qualquer forma ou por qualquer meio, eletrônico, mecânico, de fotocópia, de gravação ou qualquer outro, sem a permissão por escrito do editor. Para maiores informações entre em contato com Da Vinci Health Publishing.

Autor: Dr. George J. Georgiou
Publicado por:Da Vinci Health Publishing
Panayia Aimatousa 300
Aradippou 7101
Larnaca, Cyprus

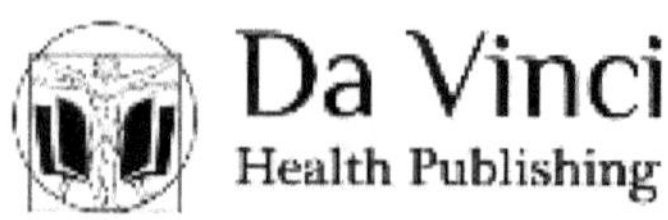

AVISO MÉDICOLEGAL: As informações a seguir são destinadas somente para fins de informação geral. Os indivíduos devem sempre consultar seu profissional de saúde antes de administrar quaisquer sugestões apresentadas neste livro. Qualquer aplicação do material descrito nas páginas seguintes é a critério do leitor, e de sua inteira e exclusiva responsabilidade.

Tradução:	Evandro Aguiar Nascimento
	Evelyn Sousa Nascimento
Revisão texto:	Gleiziane Gonçalves de Souza
Revisão final:	Evandro Aguiar Nascimento

Dedicação:

Em primeiro lugar, eu gostaria de agradecer profundamente aos milhares de pacientes que me ajudaram a compreender as complexidades da Candida, e que precisam levar crédito pelo tempo gasto com eles para refinar este protocolo ao longo de muitos anos.

Todos esses pacientes, ao longo dos anos, têm sido o meu "laboratório" para o desenvolvimento de muitos protocolos de tratamento, por meio de tentativa e erro, sempre apoiado por pesquisas.

Gostaria também de agradecer a todos oscientistas,pesquisadores, conferencistas e professores universitários que dedicam a sua vida a ajudar os outros, e a todos os corajosos profissionais de saúde que vão contra os conceitos médicos estabelecidos, enquanto pensam fora da caixa.

Um abraço amoroso de gratidão para a minha esposa e aos nossos 4 filhos, por seu apoio e compreensão durante meus esforços profissionais ao longo destes anos, todos eles são abençoados.

Finalmente más não menos importante, eu abraço profundamente a fé divina com a qual eu fui abençoado, que me ajudou a acreditar na capacidade de cura natural do corpo, através do poder de cura natural, sem intervenção química.

Uma profunda bênção a todos vocês, que a sua jornada para a cura seja frutífera e gratificante!

Índice

Capítulo 1:
Curando Minha Própria Candida

Antes de começar a discutir detalhes do protocolo para Candida, que eu desenvolvi há alguns anos atrás, deixe-me levá-lo em uma odisseia de saúde que me motivou a passar muitas centenas de horas pesquisando a Candida e os problemas relacionados com ela.

Apesar de todos os meus conhecimentos em biologia e sobre o funcionamento do corpo humano após a conclusão inicial de uma graduação em Ciências Biológicas no Reino Unido, por volta dos meus 30 anos de idade a minha saúde estavaem frangalhos.

Eu mal conseguia me arrastar para fora da cama, com dores excruciantes no meu corpo e dor de cabeça tensional (dor de cabeça com a sensação de uma faixa apertando o crânio), que duravam a maior parte do dia. Tomaria um café da manhã doloroso com muitos problemas digestivos, me arrastava até o meu escritório, aonde eu atendia meus pacientes por algumas horas, logo voltava para a cama e dormia durante 2 ou 3 horas antes de voltar a atender outros pacientes à tarde. Os analgésicos e os anti-inflamatórios eram a minha principal muleta para terminar o dia.

Nessa época eu trabalhava como Psicólogo e Sexólogo Clínico; além da graduação em biologia, eu também tinha essas especializações. Nesse período eu ainda não havia descoberto o maravilhoso mundo da medicina natural, mas isto logo iria mudar durante os próximos anos que se aproximavam.

No período da tarde eu ficava demasiadamente cansado para fazer qualquer coisa, e era necessário um esforço concentrado até mesmo para manter uma simples conversa. Por essa razão comecei a evitar companhias e me tornei um recluso, eu vivia mais perto da minha dedicada família e tentava aproveitar os meus curtos momentos para observar meus filhos crescerem. Eu detestava profundamente a minha situação. Pela minha natureza, eu tenho uma personalidade "do Tipo A" que gosta de estar sempre em movimento, pesquisando coisas novas, geralmente tenho uma mente muito curiosa e gosto de pessoas.

Após muitos meses com estes sintomas persistentes, incluindo dores de cabeça crônicas que duravam muitos dias, acompanhadas por uma fadiga inexplicável, eu fui a um médico local, que tomou alguns raios x e descobriu que os meus seios frontais estavam repletos com fluidos, ele imediatamente prescreveu antibióticos. Em menos de dois meses depois estava lá de volta para mais antibióticos, pois os meus seios frontais estavam novamente bloqueados e causando dores de cabeça e dores generalizadas, sem falar da fadiga, da apatia, e na depressão ocasional. Eu me sentia bastante incapacitado e isto era, certamente, o suficiente para tornar uma pessoa ativa e cheia de vida, deprimida, eu amava o meu trabalho. Não havia nada mais frustrante do que acordar toda manhã com dor de cabeça tensional (dor de cabeça com a sensação de uma faixa apertando o crânio) que me impedia de me concentrar no meu trabalho.

Desempenho e comportamento irregulares

Foi mais ou menos no mesmo período em que fui convidado para lecionar, em tempo parcial, em uma escola para pilotos local, queriam que eu ensinasse os fatores psicológicos envolvidos na segurança e na comunicação para os pilotos novatos que eram aprovados no exame para conseguirem sua licença para voar (Brevê).

Estes tópicos combinam tanto a psicologia quanto a biologia, portanto era perfeito para mim, formado em ambas as áreas. Não tive nenhuma apreensão sobre a aceitação desta oferta de emprego, pois uma das minhas paixões mais profundas enquanto ainda estava na escola era me tornar um piloto de jatos da RAF (Real Força Aérea). Mas o destino tinha outros planos de mim. Não demorou muito e a escola me convidou a tirar o meu próprio Brevê. Acharam que isto facilitaria o meu ensino, bem como me daria a experiência de estar na cabina do avião. Eu estava êxtase!

Não precisei de nenhuma outra persuasão, comecei a escola teórica imediatamente e dentro de um curto espaço de tempo me sentava no assento esquerdo voando em um Cessna 152 e em um Piper Cherokee. Mas o problema que os meus instrutores nunca entenderam era porque o meu voo era tão estranho (errático).

Nos meus "bons" dias quando me levantava sentindo-me geralmente lúcido e alerta, eu pilotava o avião à perfeição, com decolagens e aterrissagens perfeitas, como quando havíamos praticado os nossos pousos e decolagens. Nos dias "ruins" quando me levantava com dor de cabeça, os músculos doloridos, sono ruim e geralmente me sentindo como se atropelado por um caminhão, me sentava na cabine, pronto para a decolagem e para aplicar toda a força dos motores,eu mal conseguia me manter na pista, para desespero do meu instrutor!

Houveram dias em que ele literalmente tremeu nas bases! Eventualmente eu consegui o meu brevê, mas foi uma escalada muitodifícil (literalmente!), com a pressão sanguínea (Arterial) do meu instrutor tendo vivido dias melhores.

Para resumir a história, durante os 7 anos que peregrinei por vários consultórios médicos, especialistas em alergia e até um cirurgião otorrinolaringologista (que me convenceu a fazer uma cirurgia de correção do septo, que supostamente estava incorreto no meu nariz), eu estava em um estado muito pior do que quando comecei a sentir os primeiros sintomas. Durante estes 7 anos eu fiz 18 tratamentos com antibióticos, o que deixou meu corpo em uma verdadeira bagunça.

Os meus sintomas haviam piorado e estavam ficando mais frequentes, inclusive as dores de cabeça e as enxaquecas, a fibromialgia (dores em todo o meu corpo), fadiga crônica (ou Encefalite Miálgica, como foi diagnosticado por um médico homeopata), distensão abdominal, com dores de estômago mais ou menos constantes devido à terrível distensão, Síndrome do intestino permeável, Candidíase Sistêmica com coceiras na pele, bolhas na pele, cansaço crônico e mais.

Eu procurei por um diagnóstico e tratamento fora dos Estados Unidos e do Reino Unido. Eu estava me tornando cada vez mais e mais débil e ficava doente com qualquer coisa que eu comia. Eu estava ficando cada vez mais desesperado, à medida que a minha carga de trabalho e de obrigações aumentavam, nesse momento eu tinha uma família com duas crianças e estava construindo uma casa, bem como conduzia muitos compromissos profissionais adicionais. Apesar da saúde fraca, eu fui convidado a fazer um programa de rádio e aceitei; também me pediram para escrever uma coluna em um tabloide nacional com grande circulação, e aceitei isto também. Eu mal conseguia seguir em frente, mas minha esposa estava comigo, me apoiando e me ajudando sempre que possível.

Buscando por ajuda na Medicina Natural

No desespero eu comecei a ler livros sobre Medicina Natural. Eu estava tateando na escuridão embora as minhas formações iniciais fossem em biologia e psicologia, eu realmente não havia lido nada sobre a ciência da Medicina Natural. Um dos primeiros livros que li foi escrito pelo Dr. Richard Mackarness com o título *"NotAll in the Mind*[1]*, Nem tudo está na mente,* tradução livre" que me alertou para a ideia de que as alergias alimentares possam ter um impacto prejudicial tanto na saúde mental quanto na saúde física. Sugere que, em termos evolutivos, os nossos corpos não se ajustaram às dietas ricas em cereais e produtos de leite, que só passaram a fazer parte da nossa dieta durante as últimas poucas centenas de anos (levam milhares de anos para os nossos corpos se ajustarem às modificações evolutivas, às nossas mudanças de hábitos).

Ele também sugere que até 80% da população provavelmente experimenta algum tipo de alergia química ou alimentar devido ao fato de comer um alimento altamente processado, ao qual os nossos corpos ainda não se ajustaram. Depois de ler este livro eu tentei uma dieta de desintoxicação e eliminação retirando da minha dieta basicamente tudo que não fossem frutas e verduras.

Nos dois primeiros dias senti como se a minha cabeça fosse explodir, a dor e as enxaquecas eram insuportáveis e passei o fim de semana de cama, dormindo, indo ao banheiro e dormindo novamente. A maior parte da minha alimentação eram sopas de legumes, saladas leves, frutas em abundância e muita água. No terceiro dia acordei me sentindo tão renovado e alerta que simplesmente não podia acreditar! Pulava em volta como uma pequena criança em uma loja de balas depois de ter ficado presa por muito tempo. A sensação de estar vivo e livre de dores, com energia em abundância, era incrível!

---

[1]Mackarness, R. Not All in The Mind. London: Pan Books, 1976.

Esta energia renovada durou até o fim da dieta de desintoxicação e eliminação quando então voltei aos poucos ao meu velho estado em uma questão de poucos dias. O que estava acontecendo? Porque me sentia tão bem na dieta de desintoxicação, só para voltar atrás e novamente me encontrar na prisão de dor e miséria depois da dieta? Tudo estava relacionado com os alimentos que comia? Talvez. Eu fiquei com mais perguntas do que respostas.

Infelizmente, na época eu não tinha o conhecimento que eu tenho agora. Em retrospectiva, eu sabia instintivamente que algo miraculoso havia acontecido no meu corpo durante a desintoxicação, mas a ignorância não me permitia explicar os mecanismos. Uma das razões principais que eu me senti tão bem foi porque simplesmente havia retirado os alimentos aos quais eu era intolerante,o trigo e o leite,eu estava habituado a comer sanduíches de queijo junto com café na maior parte dos dias, quando estava demasiado ocupado para preparar algo mais. *"Estas alergias alimentares faziam eu me sentir tão mal assim?"* Fiquei surpreso.

Aqueles sintomas desagradáveis que eu havia experimentado nos primeiros dias da desintoxicação estavam relacionados ao fato de que as toxinas que estavam acumuladas eram removidas dos meus órgãos e tecidos em uma grande quantidade?

Novamente, em retrospecto, ficou claro que isto foi exatamente o que aconteceu; durante qualquer regime de desintoxicação as toxinas são removidas muito rapidamente durante os primeiros dias, então as coisas diminuem um pouco a marcha e os sintomas melhoram. Você começa a se sentir realmente bem à medida que o corpo se livra das toxinas acumuladas, algumas destas toxinas podem enterrar-se profundamente nos tecidos e nas juntas causando dores nestas áreas.

Depois de ler muitos livros sobre desintoxicação e fazer alguns experimentos durante algum tempo, voei para a Inglaterra onde me encontrei com um dos autores de um livro sobre nutrição do Instituto OptimumNutrition, Patrick Holford, e me tornei seu aluno. Durante os três anos de estudo intensivo, eu consegui aprender muito, o que ajudou no meu processo de cura, mas não o bastante para me curar completamente.

A minha busca pela aprendizagem estava intrinsecamente motivada pelo meu desejo ardente de me curar completamente. Em um período de 23 anos de estudos, eu obtive graduações e diplomas em Psicologia Clínica, Sexologia Clínica, Nutrição Clínica, Naturopatia, fitoterapia, Homeopatia, Iridologia e Acupuntura SuJok.

Também estudei e me capacitei em numerosas técnicas diagnósticas e terapêuticas tais como: Teste VEGA, Terapia de Bioressonância, tecnologia Rife, Florais de Bach, Termografia, Microscopia de Campo Escuro e Análise de Sangue Vivo, Terapia com Raios Laser de Baixa Intensidade, Teste de Resposta Autonômica, Terapia de Controle de Campo, Análise Biológica do Terreno, Análise de metais pesados com fluorescência atômica com plasma indutivamente acoplado usando espectrômetro de emissão ótica, bem como diversas e variadas técnicas de desintoxicação.

Recuperando a minha saúde

Depois destes longos e interessantes anos de estudo, eu eventualmente consegui recuperar e ainda melhorar a minha saúde. Neste ano (2020) estou com 64 anos e tenho energia em abundância e bem-estar para fazer todas as coisas que eu gosto, como voar em um pequeno avião particular, pratico equitação, faço manutenção de carros e motocicletas antigas, pratico esqui aquático, escrevo livros, faço pesquisas e gerencio o corrido Da Vinci Natural Health Centre[2], do qual sou Diretor Fundador, com sede em Larnaca, Chipre. Também sou Fundador e Diretor Acadêmico do Da Vinci CollegeofHolistic Medicine[3], bem como participo de muitos outros projetos e atividades demasiado numerosas para mencionar.

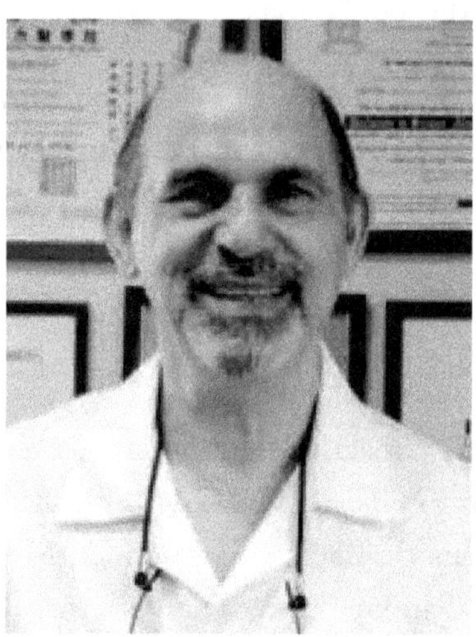

Dr. George J. Georgiou (2018)

Minha prática clínica diversificada e evolutiva

Enquanto a minha paixão por manter a minha própria saúde não diminui, eu desenvolvi uma nova paixão: ajudar os meus pacientes a recuperar a sua própria saúde, como eu fiz. Eu sempre me sentia decepcionado quando um paciente não respondia bem aos meus tratamentos.

Quando alguns dos meus pacientes não conseguiam perceber algum benefício em sua saúde, eu me perguntava, "*O que poderia ter feito melhor ou diferente?*" Eu continuava pesquisando e refletindo sobre o porquê e o como, me esforçava para melhorar e otimizar os protocolos

---

[2] www.naturaltherapycenter.com
[3] www.collegenaturalmedicine.com

terapêuticos que oferecia e que poderia resolver a imensidão de problemas que meus pacientes enfrentavam. Comecei a analisar oscasos antigos e os novos. Eu pesquisei na literatura, testei vários protocolos terapêuticos novos e diferentes, refinei ou descartei protocolos com base nos resultados clínicos. Quando eu não conseguia encontrar um protocolo terapêutico disponível para o problema, eu formulava um novo. Aqueles que mostravam resultados positivos eram mantidos; os que falhavam eram descartados.

O meu treinamento e minha pesquisa contínua, combinados com o feedback dos meus pacientes, me permitiram otimizar e customizar a metodologia do tratamento às necessidades individuais dos pacientes: medicina feita sob medida. Eu comecei a observar vários dos meus pacientes que se recuperavam de adoecimentos sérios, experimentando as transformações na saúde que eu havia experimentado pessoalmente. No começo eu não tinha tanta segurança; será que foi o efeito placebo? Será que foi coincidência? Será que foi sorte?

Eu estava conseguindo alguns resultados incríveis más eu falava para mim mesmo, "*Não se empolgue. Isto pode ser baseado apenas em alguns pacientes que coincidentemente se recuperam e não por causa da sua metodologia*". Mas os resultados eram replicáveis com cada vez mais pacientes, mesmo os com condições diferentes e variadas, mesmo que os tratamentos se diferenciassem para cada paciente que tinham a mesma doença.

A fama começou a se espalhar e comecei a receber indicações para casos mais sérios: doenças degenerativas crônicas como artrite, esclerose múltipla, doenças cardíacas, diabetes e câncer, muitos deles vindo do exterior. Estes casos eram difíceis e precisavam de uma atenção especial. O câncer especialmente representava um verdadeiro desafio. Como abordar pacientes aos quais foram dados, literalmente, alguns meses de vida? Tive que estender meu conhecimento e experiência a novos limites. Tive que modificar todo o esquema de trabalho com o qual eu estava acostumado até então. Os casos sérios necessitavam de atenção exclusiva durante quase um dia inteiro. Tiveque adquirir equipamento apropriado, investir em uma biblioteca maior. Não tinha espaço para pôr tudo isso, assim tive que construir um espaço maior, totalmente equipado, com todas as facilidades de um laboratório.

Enquanto eu estava ativo na prática clínica, também participei de pesquisas acadêmicas e empíricas, especialmente sobre a toxicidade dos metais pesados. Depois de três anos de pesquisa árdua em laboratórios e no campo, desenvolvi um produto único chamado HMD™$_4$ sobre o qual eu atualmente aguardo a liberação de uma patente mundial. Publiquei vários artigos em jornais especializados e sou regularmente convidado para conferências, para falar sobre as minhas pesquisas e metodologia clínica, bem como sobre os meus protocolos terapêuticos únicos.

Eu tenho uma carreira bem-sucedida e recompensadora, abençoada com a satisfação de ajudar as pessoas a recuperar a sua saúde e as suas vidas. Não há nada mais espiritualmente recompensador do que ter um paciente, a quem foi dado um prognóstico de que não teria cura pelo sistema médico, recuperando a saúde completamente. Isto por si só é o bastante para me motivar a trabalhar até o fim dos meus dias.

O sucesso atrai sucesso… EInveja

O sucesso traz mais sucesso, e também muita inveja. O meu trabalho clínico causou desconforto entre o estabelecimento médico local. As curas naturais "miraculosas" dos meus pacientes não foram bem recebidas pela medicina convencional. Fui perseguido pela Cyprus Medical Association, constantemente sendo denunciado à polícia por

---

[4] www.worldwidehealthcenter.net

"praticar a medicina sem ser um médico qualificado". Em uma ocasião eu fui preso e algemado (passei uma tarde dando conselhos sobre saúde para os guardas da delegacia de polícia!).

Tudo isso foi aborrecimento causado pelos "poderosos", todos motivados por inveja, ganância, ego e interesse próprio, nunca pelo interesse dos pacientes. No fim de tudo, nenhum dos meus pacientes se queixou para mim ou reclamou de negligência ou falta de profissionalismo, sempre era a associação médica que praticava a "caça às bruxas", eles simplesmente utilizam de toda a influência e prestígio que têm para exterminar aqueles que entram em seu caminho.

Comecei a ser banido dos programas de TV e depois de conversações com os médicos alopáticos. Quando apresentava pacientes na TV que haviam se curado da síndrome de Crohn, Síndrome do Intestino Irritável, Esclerose múltipla, problemas cardiovasculares e outros, o poderoso lobby da associação médica cuidava para que eu não aparecesse novamente.

Também comecei a ser banido das discussões sobre a medicina holística contra a medicina alopática. Parece que os meios de comunicação aqui no Chipre não são mais democráticos ou objetivos com a liberdade de expressão do que a maioria dos canais que pertencem aos Illuminatis. Continuar com esta divulgação sobre a Medicina Holística certamente teria sido benéfico para os espectadores e as suas famílias, mas não era essa a questão.

Embora tenham me perseguido várias vezes, nunca fui condenado uma única vez. Os processos eram rejeitados pelo Procurador Geral antes mesmo de chegar a um tribunal de justiça, simplesmente não existia "caso algum". Até a polícia foi criticada pela comunidade médica "por não fazer seu trabalho corretamente e não ser criteriosa o bastante com os charlatões". O aborrecimento continua atualmente, bem como as tentativas de me prender e me silenciar.

Por mais que eu não goste das reações e das ações dos médicos convencionais e das suas associações, eu os entendo perfeitamente. Há muito em jogo, indo dos egos arranhados à grana alta. A minha metodologia de tratamento não é só eficaz, como custa uma fração do dinheiro gasto nos seus tratamentos alopáticos, ineficazes, bem como arriscados.

Quanto mais pacientes se tratam usando a Medicina Holística, tanto maior é a resistência da classe médica, é uma grande ironia alguém pensar que eles prestariam atenção. Uma vez que o motivo de tratar não é o fator primário aqui, mas um ego imenso e os interesses próprios.

No Chipre onde venho trabalhando por mais de 33 anos, fui atacado pela Cyprus Medical Association mais vezes do que posso me lembrar, normalmente isto acontece a cada 5 anos quando recebo uma chamada da polícia que diz que a Cyprus Medical Association fez uma denúncia contra mim por "praticar a medicina sem ser um médico qualificado".

Os policias vêm ao Centro com mandado de busca, pegam o que querem, me ameaçam e fazem uma miríade de perguntas "para me pegar em contradição" e tiram fotos do que desejam. Não há discussão com eles porque normalmente aparecem em grupos e usam de truculência, mechem na minha escrivaninha pessoal, pegando diários pessoais que não têm nenhuma relevância para o seu caso, e geralmente tentam me intimidar, uma tática para assustar e enfraquecer o "inimigo".

Estas táticas de intimidação não me assustam, mas me irritam. É uma inconveniência e uma invasão de privacidade, mas tenho que permanecer firme e ser educado e compreensível nestes momentos, pois a verdade e a inocência triunfam no final.

Espero não estar lhe entediando com as histórias da minha jornada pessoal, mas senti que seria pertinente compartilhar estas experiências com você para que entenda que vim de um lugar de sofrimento e perseguição, e isto me ajudou a ser mais compassivo e empático com os meus pacientes, que curam a si mesmo.

Agora é hora de examinar os aspectos conceituais do tratamento da Candida albicans, que tem vários componentes que são importantes e devem ser seguidos à risca por quem quer ter sucesso. Existem várias abordagens para o tratamento da Candida, indo dos médicos que usam medicação farmacêutica antifúngica aos naturopatas e nutricionistas que usam vários produtos naturais para matar a Candida. Todos estes tratamentos são exuberantes, mas com problemas que terminam fazendo com que o paciente se sinta melhor inicialmente, só para descobrir que a Candida "reage e retorna" novamente depois de alguns meses.

Precisei de mais de 11 anos para conseguir me libertar da Candida, depois de tentar várias terapias diferentes indicadas por peritos que haviam escrito diversos livros sobre o assunto.

Eu compartilharei com você os segredos que descobri enquanto formulava o Protocolo Da Vinci para Candida, que foi publicado em jornais especializados[5,6] e revisado por especialistas, sendo aplicado em mais de 5.000 pacientes no Da Vinci Holistic Health Centre, com uma taxa de êxito impressionante.

Capítulo 2:
O que é Candida?

Cada pessoa vive em um mar virtual de microrganismos, (bactérias, vírus, parasitas, organismos furtivos e fungos). Estes micróbios podem residir na garganta, na boca, no nariz, no tubo digestivo, quase em qualquer lugar; são parte dos nossos corpos tanto quanto os alimentos que comemos. Normalmente, estes microrganismos não causam doenças, a menos que a nossa resistência fique muito baixa.

A Candida albicans é um fungo que vive na boca, na garganta, nos intestinos e no tratado genitourinário da maior parte dos seres humanos. É normalmente considerada como sendo uma parte normal da nossa microbiota (os organismos que coexistem conosco no nosso tratado digestivo). É de fato membro de uma grande classificação de organismos conhecidos como fungi.

A Candida é um fungo unicelular que é um pouco maior do que uma bactéria. Ele se divide, ou seja, se reproduz assexuadamente e pode mudar de forma, alternando entre fungo, hifa ou em pseudohifa. Como outros fungos, a Candida prospera em ambientes onde há abundância de açúcar e glicose.

---

[5] Georgiou, G.J. (2008) British Naturopathic Journal, Vol. 25,N°. 1 & 2.
[6] Georgiou, G.J. (2005) Explore! Volume 14, N°. 6.

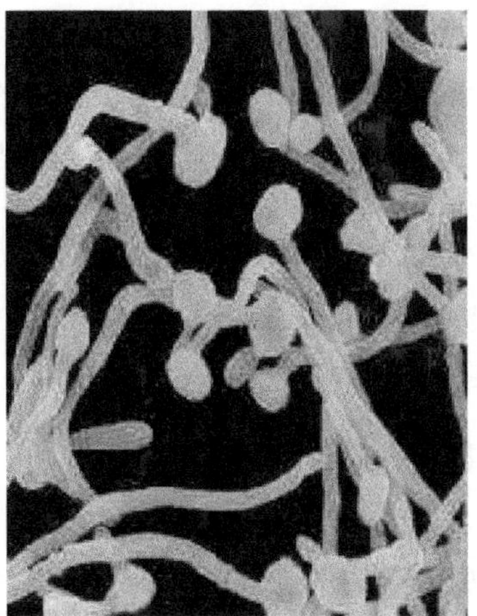

Candida Micelial Patogênica

A Candida é um comensal humano normal, em particular na boca, na pele, na vagina e nos intestinos. A Candida pode ser cultivada a partir das fezes de até 80% dos humanos adultos saudáveis[7]. O número da Candida aumenta significativamente depois de uma terapia com antibióticos[8], mas esses mesmos números parecem não ser afetados por uma dieta rica em carboidratos refinados[9]. Parece que os números da Candida intestinal provavelmente são regulados de modo semelhante ao das bactérias intestinais[10].

O crescimento descontrolado de Candida é conhecido como "Infecção por Candida" ou "Candidíase".

As mulheres têm maior probabilidade de contrair candidíase do que os homens. Isto está relacionado com o hormônio sexual feminino 'a

[7] Bernhardt H, Knoke M. Mycological aspects of gastrointestinal microflora. Scand J Gastroenterol 1997; 32(suppl 222) :102–106.

[8] Seelig MS. Mechanisms by which antibiotics increase the incidence and severity of candidiasis and alter the immunological defences. Bacteriol Rev 1 1966; 30 :4442–4459.

[9] Weig M, Werner E, Frosh M, Kasper H. Limited effect of refined carbohydrate dietary supplementation on colonization of the gastrointestinal tract of healthy subjects by Candida albicans. Am J Clin Nutr 1999; 69 :1170–1173.

[10] Fitzsimmons N, Berry DR. Inhibition of Candida albicans by Lactobacillus acidophilus: evidence for the involvement of a peroxidase system. Microbios 1994; 80 :125–133.

progesterona¹, que normalmente aumenta na última metade do ciclo menstrual. A progesterona aumenta o montante de glicogênio(polissacarídeo, amido animal, facilmente convertido em açúcar) nos tecidos vaginais o que fornece um ambiente ideal para o crescimento da Candida. Os níveis de progesterona também aumentam durante agravidez. Os homens são afetados com menor frequência, más não são de modo algum invulneráveis.

A Candida albicans e a Candida glabrata são as duas espécies de Candida mais comuns que causam Candidíase Sistêmica. Há 81 tipos diferentes da espécie da Candida como a Candida glabrata, krusei, lusitaniae, parapsilosis, tropicalis e mais. Contudo, só meia dúzia é comumente encontrada em seres humanos, com a Candida albicans dominando. Mais de 70% da espécie de Candida encontrada em seres humanos é a Candida albicans.

Como se pega?

A Candida albicans prefere as pessoas. A Candida entra nas crianças recém-nascidas durante ou pouco depois do parto. Normalmente, o crescimento do fungo é mantido sob controle pelo sistema imunológico da criança e assim não produz nenhum sintoma aparente. Mas basta o sistema imunológico enfraquecer, que a condição conhecida como o candidíase oral ou "sapinhos" pode aparecer. Aos seis meses da idade, 90% de todos os bebês examinados deram positivos para Candida enquanto que na idade adulta, praticamente todos os seres humanos são anfitriões da Candida albicans e assim se envolvem em uma relação por toda a vida.

Infelizmente existem muitos fatores na nossa sociedade moderna que podem bagunçar o equilíbrio ecológico do nosso corpo, enfraquecer o sistema imunológico e permitir ao fungo se proliferar descontroladamente. Entre esses fatores de risco, os principais que podem nos predispor à proliferação da Candida são:

•HORMÔNIOS ESTERÓIDES, DROGAS IMUNOSSUPPRESSORAS como a cortisona, que tratam problemas alérgicos severos paralisando a capacidade do sistema imunológico de reagir.

•GRAVIDEZ, GRAVIDEZ MÚLTIPLA ou **PÍLULAS ANTICONCEPCIONAIS** que bagunçam o equilíbrio hormonal do corpo.

•DIETAS RICAS EM CARBOIDRATOS E AÇÚCAR, FERMENTOS E PRODUTOS FERMENTADOS, BEM COMO MOFOS E ALIMENTOS FERMENTADOS.

• EXPOSIÇÃO PROLONGADA A AMBIENTES MOFADOS.

•ANTIBIÓTICOS e **SULFAS** provavelmente os maiores culpados entre todos. Os antibióticos matam todas as bactérias, não distinguem as bactérias boas das ruins. Os antibióticos matam a flora "boa", que normalmente mantém a Candida sob controle. Isto leva consequentemente, ao crescimento descontrolado da Candida no tubo digestivo. É normalmente difícil encontrar uma cultura de fungos nas superfícies corpóreas. Contudo, depois de 48 horas após tomar Tetraciclina, o fungo pode ser encontrado facilmente em qualquer um.

No relatório do Kaiser Health News em junho de 2016, isto foi o que foi dito contra os antibióticos e o fungo letal que eles podem criar (outra espécie de Candida conhecida como Candida auris):

"Os pacientes hospitalizados estão especialmente correndo um alto risco com o fungo porque muitos tomaram antibióticos, que podem matar as bactérias boas que ajudam a proteger contra a doença". Disse Peter Hotez, reitor da NationalSchoolof Tropical Medicine na BaylorCollegeof Medicine em Houston.

"É um aviso para alertar contra o uso indiscriminado de antibióticos, especialmente em ambiente hospitalar", disse Hotez.

"Os hospitais têm feito exames para o fungo mais frequentemente devido aos surtos na Ásia e no Reino Unido", disse AmeshAdalja, sócio sênior no UPMC Center for Health Security em Baltimore.

"Em um surto anterior, o fungo matou 59% dos pacientes, inclusive 68% dos pacientes cuja extensão da infecção chegou até a corrente sanguínea, disse Adalja, que publicou um breve relatório sobre a infecção na sexta-feira. Os pacientes anteriores tinham uma idade mediana por volta dos 54 anos", disse Adalja. O problema médico subjacente mais comum entre eles era o diabetes, e a metade dos pacientes haviam passado por cirurgia dentro de um período de 90 dias. Quase 80% dos pacientes tinham um cateter implantado em uma veia principal no peito e 61% tinham um cateter urinário.

"A Candida auris é uma grande ameaça que traz consigo uma alta taxa de mortalidade", disse Adalja.

"A espécie do fungo Candida é onipresente. Quanto mais aprendemos sobre esta espécie, torna-se essencial entender como ela se dissemina pelas instalações dos hospitais, qual a melhor forma de controle da infecção e definir quais as melhores estratégias de tratamento".

Qual é o papel da Candida?

A Candida tem duas funções parasitárias:

1. Devorar qualquer matéria ou comida putrefata no nosso sistema digestivo (causada na maior parte por digestão imprópria devido ao baixo teor do ácido estomacal).

2. Depois que morremos a Candida tem a função de decompor nossos corpos, se alimentando do nosso cadáver e nos devolvendo à Mãe terra!

Quando as condições são favoráveis ela transforma o seu estado de fungo para o de hifa, um estado de micélio, no qual filamentos parecidos com raízes invadem profundamente as mucosas à procura de nutrição. Os micélios lançam enzimas como as Fosfolipases, queatacam as membranas das células das mucosas, derramando os ácidos graxos, gerando radicais livres e causando inflamações nos intestinos e em outros tecidos.

Onde quer que o fungo se instale ele causa sintomas; seja coceiras no ânus ou na vagina, diarreia, azia ou uma garganta infeccionada. A forma Micelial libera *79 micotoxinas diferentes* que danificam tecidos e órgãos específicos, o que irá determinar quais sintomas ocorrerão.

Estas toxinas, como o Aldeído, também podem competir com os receptores hormonais e causar Hipotireoidismo e Hipoestrogenismo, bem como se ligar à cortisona, à progesterona e a outros hormônios para o seu próprio uso, causando estados de deficiências endócrinas.

Como a Candida se comporta?

A Candida albicans é a causa mais comum de Candidíase em seres humanos, mas outras espécies de Candida como a Candida tropicalis, a Candida parapsilosis, a Candida de krusei e a Candida glabrata também podem ser responsáveis. A patogenesia das doenças associadas com a Candida em seres humanos é influenciada por uma série de fatores.

Foi comprovado recentemente que as proteínas glúten e gliadina encontradas no trigo podem levar à intolerância ao trigo junto com todos os seus sintomas, e até provocar a doença celíaca em pessoas geneticamente suscetíveis[11]. Além disso, um estudo controlado cruzado com placebos revelou que uma dieta rica em leveduras pode afetar o desenvolvimento da doença de Crohn[12].

---

[11] Nieuwenhuizen WF, Pieters RH, Knippels LM, Jansen MC, Koppelman GJ. Is Candida albicans a trigger for the onset of coeliac disease? Lancet 2003; 361 :2152–2154.

[12] Barclay GR, McKenzie H, Pennington J, Parratt D, Pennington CR. The effect of dietary yeast on the activity of stable chronic Crohn's disease. Scand J Gastroenterol 1992; 27 :196–200.

A Candida produz Álcool e contém Glicoproteínas que têm o potencial para estimular as células mastócitas para liberar a histamina e aparentemente a prostaglandina (PGE2). Estas são substâncias inflamatórias que podem causar sintomas parecidos com a Síndrome do Intestino Irritável[13,14] (IBS). Outra evidência circunstancial apoia ateoria dos fungos como gatilho da Síndrome do Intestino Irritável (IBS).

A imunoglobulina A (IgA) é a primeira linha da defesa das membranas das mucosas, especialmente nos intestinos. Pelo menos três espécies de Candida diferentes são capazes de produzir protease, que pode degradar a Imunoglobulina A causando inflamações.[15]

A Candida albicans é um organismo Diploide que tem oito grupos de pares de cromossomos. De maneira interessante, a Candida é um dos poucos microrganismos que têm um gene diploide que controla a mesma proteína, isto significa que ela é capaz de se modificar, da forma da Candida normal a uma forma micelial mais virulenta que pode penetrar e destruir os tecidos.

Quando a Candida se torna um problema?

O problema começa quando a espécie normal de Candida, que temos nos nossos intestinos, com a qual 90% dos bebês nascem, se modifica para a forma de micélio ou de hifa, que é patogênica e causa doenças. Isto só acontece quando o ambiente interno dos intestinos e de outros tecidos se torna mais ácido; pode ser também por meio do uso de várias drogas, como os antibióticos, que exterminam a microbiota boados intestinos, ou por meio de comida muito acidificante como o

[13] Romani L, Bistoni F, Puccetti P. Initiation of T-helper cell immunity to Candida albicans by IL-12: the role of neutrophils. Chem Immunol. 1997; 68:110-35.

[14] Kanda N, Tani K, Enomoto U, Nakai K & Watanabe S. The skin fungus-induced Th1- and Th2-related cytokine, chemokine and prostaglandin E 2 production in peripheral blood mononuclear cells from patients with atopic dermatitis and psoriasis vulgaris. Clinical & Experimental Allergy; 32(8):1243-50.

[15] Reinholdt J, Krogh P, Holmstrup P. Degradation of IgA1, IgA2, and S-IgA by candida and torulopsis species. Acta Path Microbiol Immunol Scand, Sect C 1987; 95:65-74

açúcar e outros produtos refinados.

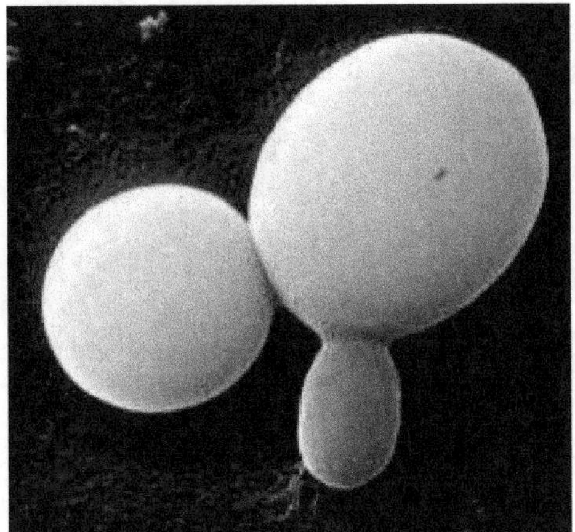

Candida albicans normal

Parece que essa modificação no PH pode ativar os genes da Candida para começar uma transformação pleomórfica em um organismo furtivo que é muito virulento. Se alimentado com açúcar, ele pode aumentar de 1 para 100 células em um período de 24 horas. Cada uma destas 100 células pode então produzir mais 100 cada uma durante as 24 horas seguintes, e assim por diante. Deste modo, pelo 4º dia teremos 100 milhões de células de Candida, isto é realmente um crescimento exponencialmente explosivo!

Pesquisas demonstram que não é necessário mais do que 1 a 2 dias para esta forma patogênica penetrar profundamente nos tecidos do corpo, inflamando-os e danificando-os no processo.

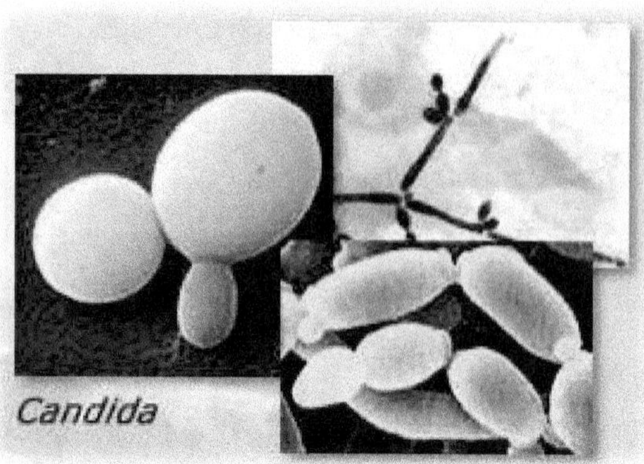

Candida albicans normal à esquerda e a forma patogênica à direita

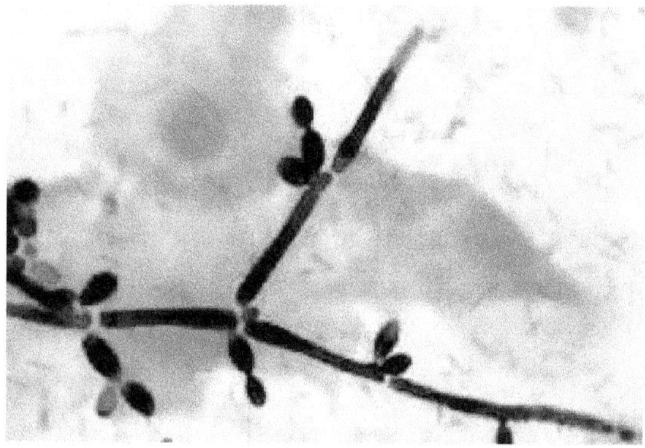

Forma Micelial patogênica: Pseudohifa com Clamidósporo (esporos parecidos com uma uva) compondo grupos de blastoconídios.

Como Candida ataca o corpo?

Quando a Candida ataca o corpo, ela o faz em várias etapas. Em primeiro lugar, a Candida adere às células do hospedeiro, como se estivesse colada. A Candida se cola às proteínas das células da mucosa e do endotélio do hospedeiro (Calderone, et al, 2001; Grubb et al, 2008).

Essa associação íntima com as superfícies das células estimula a formação de biofilmes (Kumato et al, 2005). O biofilme cobre ascélulas do fungo como um casulo protetor e repele ataques do ambiente, inclusive do sistema imunológico do hospedeiro.

Estes biofilmes também podem tornar a Candida mais resistente às drogas antifúngicas, uma vez que eles mantêm estas drogas afastadas dos fungos. Também há uma produção reduzida de ergosterol na membrana das células, o que torna as células do fungo menos sensíveis aos antifúngicas por um fator de 30 para 2.000 (Douglas, L. J., 2003).

Além disso, a Candida albicans pode segregar 10 enzimas diferentes conhecidas coletivamente como proteases aspárticas (SAPs) que invadem os tecidos e os órgãos (Hube, B, 2010; Thewes et al, 2007; Polakova et al, 2009).

A Candida albicans também é capaz de modificar rapidamente a estrutura da superfície das suas células, tornando mais difícil para o sistema imunológico identificar estas células. Isto é conhecido como "Plasticidade fenotípica". Provavelmente este processo é provocado pela formação do biofilme (Soll, D. R., 2002; Morita, E 1999; Pappas et al, 2004; Reinel et al, 2008).

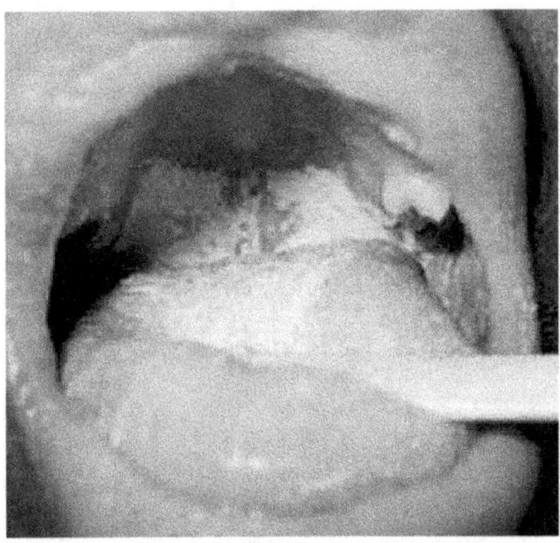

Candida albicans atacando a boca

A Candida albicans também consegue "enganar" o sistema imunológico por causa da sua capacidade de modificar a forma das suas células, de um fungo arredondado normal para a forma de hifa prolongada. Isto resulta no bloqueio das moléculas de Beta-glucano (β-glucano) das camadas externas de suas paredes (Netea et al, 2008). Por conseguinte, o sistema imunológico não consegue reconhecer os fungos nem iniciar uma reação imune; ele está projetado para reconhecer o Beta-glucano (β-glucano) das paredes das células da Candida (Bastidas et al, 2009; Romani et al, 2003; Berman, J, 2006).

A transição do fungo para a forma de Hifa, e voltando novamente ao que era, é um processo conhecido como 'Pleomorfismo' (a capacidade de modificar a forma). Isto é controlado pela síntese de químicas inflamatórias no corpo conhecidas como *prostaglandina* (PGE2) e *Leucotrieno* (LTB4), (Bastidas et al, 2009; Noverr et al, 2005; Noverr et al, 2004, Noverr et al, 2001; Carlyle et al, 2009).

O Pleomorfismo também é controlado pelo contato com Peptidoglicano bacteriano (Xu et al, 2008). Curiosamente, quando tomamos antibióticos, isto leva à liberação de Peptidoglicano pelas paredes das células das bactérias intestinais, o que consequentemente aumenta a produção de Hifas de Candida albicans, e ainda tornando elas mais agressivas e mais invasivas (Pilspanen et al, 2008).

Algumas cepas da Candida evitam os ataques do sistema imunológico se escondendo nas células do hospedeiro. Elas também podem sobreviver incólume nas células epiteliais (Filler et al, 2006) ou em células sanguíneas brancas não-ativadas chamadas macrófagos (Raska et al, 2007; Dalkilic et al, 1991) e até se duplicam nelas.

Qualquer um pode ser afetado pela Candida

Atualmente cada um pode se infeccionar com a Candida! As mulheres podem se infeccionar por causa dos antibióticos, dos esteroides (corticoides, corticosteroides), das medicações anti-inflamatórias e das pílulas anticoncepcionais. Os homens também estão sendocontaminados com a Candida por causa dos antibióticos, dos esteroides (corticoides, corticosteroides), das drogas anti-inflamatórias, dos analgésicos e das relações sexuais com parceiros contaminados (embora isto muitas vezes resulta em uma infecção local e não em uma infecção com extensão sistêmica).

Os adolescentes podem pegar a Candida a partir do tratamento regular com Tetraciclina ou outros antibióticos para acne.

Os bebês se contaminam com a Candida através do canal de nascimento ou do leite materno se a mãe estiver infeccionada. Por isso os bebês muitas vezes têm Candidíase Oral ou sapinhos (a língua coberta de branco), que é uma infecção por fungos.

Milhões de pessoas em todo o mundo estão infeccionadas com a Candida. Estima-se que pelo menos 1 em cada 3 pessoas no mundo Ocidental estejam infectadas. Por causa dessa grande parte da população poder estar infeccionada, e devido a tantos fatores que podem causar essa condição, atualmente a Candida é um enorme problema de saúde.

A Candida coexiste nos nossos corpos com muitas espécies de bactérias em um equilíbrio competitivo. As outras bactérias atuam para manter o crescimento da Candida sob controle na nossa microbiota. Quando estamos saudáveis, o nosso sistema imunológico mantém a proliferação da Candida sob controle, mas quando a resposta imunitária enfraquece, o crescimento da Candida pode prosseguir descontroladamente.

A Candida é um organismo oportunista, daqueles que, quando dado a oportunidade, tentará colonizar todos os tecidos acidificados do corpo.

Esta é uma das razões pela qual ela está presente em todos os tumores, pois eles têm um PH muito ácido. Este crescimento descontrolado daCandida é conhecido como "Crescimento Excessivo de Candida" ou "Candidíase".

Um Fungo com muitas Faces

Uma característica distintiva da Candida albicans é a sua capacidade de crescer com três formas (Morfologia) diferentes:

1. Fungo

2. Pseudohifa

3. Hifa verdadeira

Veja a Figura 1 abaixo, que ilustra a diferença entre estas 3 formas. Este é o mesmo fungo, que pode modificar sua forma quando surgirem as condições ideais. Isto é conhecido tipicamente como PLEOMORFISMO, que é a palavra grega para *"muitas formas ou morfologias"*.

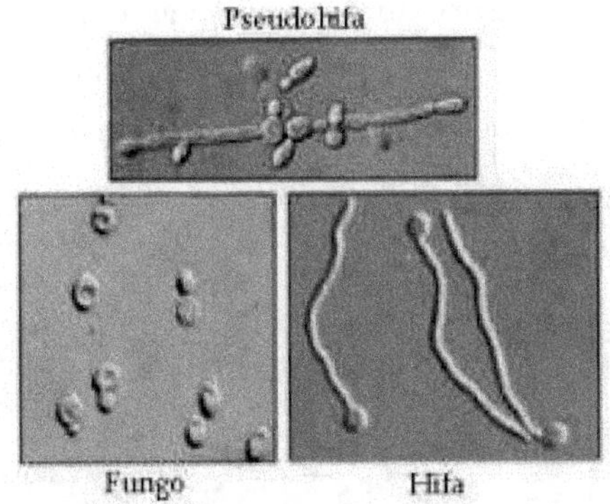

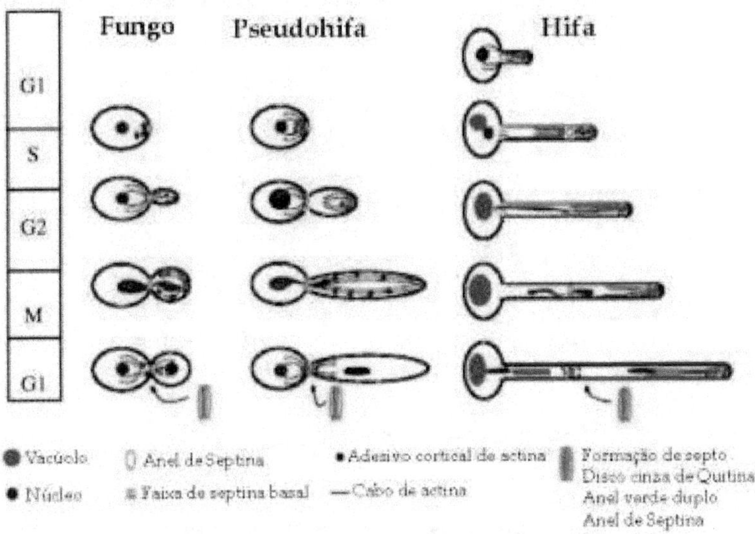

Fig. 1. Crescimento das diferentes formas da Candida albicans
(Fonte: Sudbery et al., 2004).

De todas estas formas, a Hifa é a pior delas, ela pode ser agressiva e destruir os tecidos, causando sintomas e doenças. Em outras palavras, ela é virulenta e causadora de doenças.

Esta forma do fungo virulento surge quando as condições ambientais são conducentes, favoráveis; tais como uma temperatura de 37°C ótima para seu crescimento, a presença de soro, PH neutro, altaconcentração de gás carbônico (CO2), crescimento em condições incorporadas e a presença de N-Acetilglicosamina.

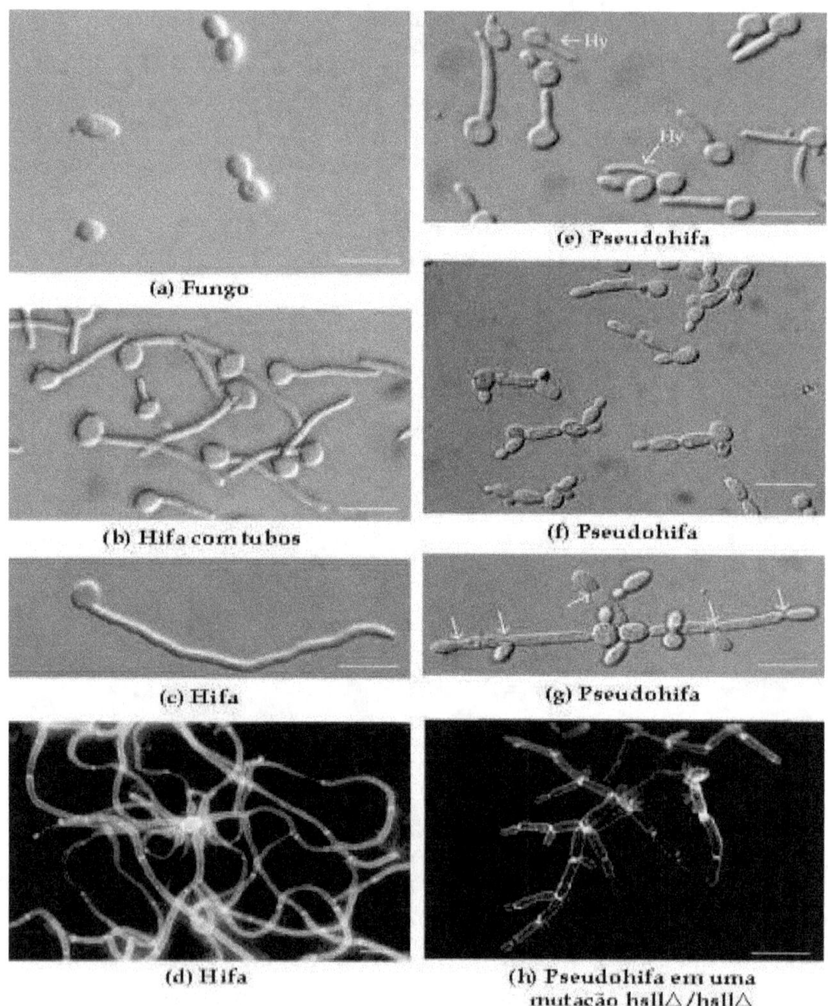

Figura 2: Fungo, Hifa e Pseudo-Hifa (Fonte: Sudbery et al)

A figura 3 mostra a forma Hifa agressiva da Candida albicans, agressivamente se infiltrando no intestino delgado humano.

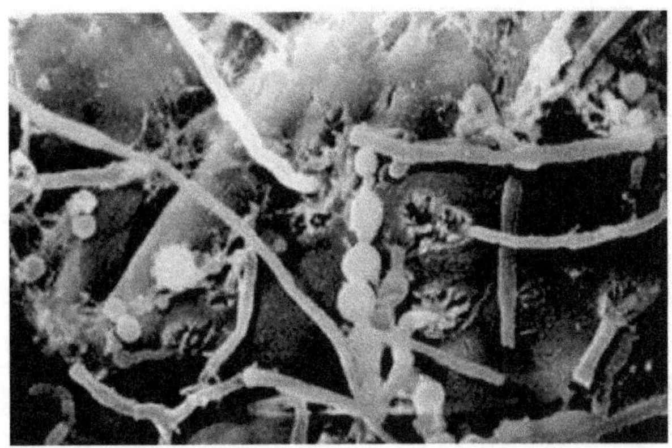

Fig. 3. Candida albicans na mucosa interna do intestino delgado humano ampliada 3000X (Fonte: Ms A Lorenz com a gentil permissão de ArdeypharmGmbH)

A forma de fungo menos virulenta da Candida albicans é favorecida por uma temperatura de crescimento de 30°C e um PH acidificado (PH 4.0). O crescimento da Pseudohifa é realmente uma etapa intermediária, transitória, entre a forma de fungo (menos virulenta) e a forma de Hifa mais virulenta. Isto pode ocorrer em temperaturas de 35°C ou em um PH 5.5.

A formação da Hifa a partir das células mãe do fungo é controlada por um mecanismo de quorumsensing(detecta e responde à densidade populacional celular) no qual as células do fungo produzem pequenas moléculas, como o álcool farnesol, que inibe a formação das Hifas (Hornby et al., 2001).

Biofilmes

Você já pegou alguma vez uma pedra de um córrego próximo e se perguntou por que ela era viscosa na superfície? Aquela camada viscosa é de fato um grupo de microrganismos, coletivamente chamados de biofilme.

Um biofilme é uma comunidade de bactérias que se anexam a uma superfície excretando uma substância pegajosa, doce, que encapsula asbactérias em uma matriz. Esta pode ser a primeira vez que você lê sobre o termo biofilme, mas eles estão à volta de todos nós; nos córregos, nos encanamentos, nos aquários e tanques de peixes, até nos nossos dentes.

Um biofilme pode ser composto por uma única espécie ou por um conglomerado de espécies. Em muitos casos os biofilmes são compostos somente de bactérias, mas também podem incluir outras espécies vivas como fungos e algas, criando uma mistura microbial de várias espécies. Os biofilmes são sistemas tão complexos que às vezes são comparados com organismos multicelulares.

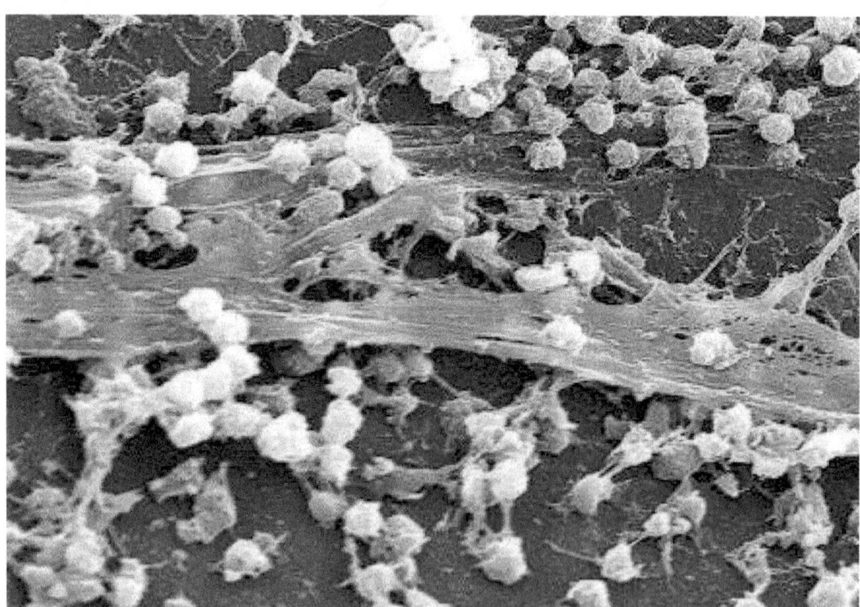

Biofilme de Candida

A Candida albicans é capaz de formar um biofilme que basicamente a protege de ser atacada pelo sistema imunológico do hospedeiro (Blankenshipand Mitchell, 2006; Nobileand Mitchell, 2006)

Este biofilme de Candida é composto de proteínas, carboidratos, fibrinogênio ou fibrina e polinucleotídeos que contêm materiais de DNA e de RNA. Esta estrutura é mantida unida com ligantes que são extremamente pegajosos.

Como veremos mais adiante, as enzimas Enlyse™ presentes em um dos remédios usados para tratar Candida, CANDA PLUS, podem exterminar este biofilme, permitindo assim que o sistema imunológico faça o seu trabalho.

Sintomas relacionados com a Candida

Há muitos sintomas que podem ser causados pela Candida, aqui está uma lista criada pelo doutor Jeff McComb's, D.C., um quiroprata que trabalha nos Estados Unidos e que também criou uma biblioteca sobre Candida com centenas de pesquisas sobre o assunto: http://www.candidalibrary.org/cand_lib/

Esta é uma lista com os 100 sintomas comuns associados com a infecção pelo fungo Candida sistêmico, esta lista está no website:

• ADD, Déficit de atenção
• ADHD, Déficit de atenção com Hiperatividade
• Refluxo gástrico
• Acne
• Alergias
• Ansiedade / Inquietação
• Artrite
• Asma
• Pé de Atleta

- Autismo
- Condições Autoimunes
- Infecções na Bexiga
- Bolhas na boca / Sapinhos
- Barriga Inchada
- Desequilíbrios de Açúcar no Sangue
- Mau cheiro no Corpo
- Próstata aumentada (Hiperplasia Benigna da Próstata, BPH)
- Embotamento Mental (Brain Fog)
- Bronquite
- Arrotos
- Câncer
- Sensibilidade a produtos Químicos / Alergias a produtos Químicos
- Síndrome da fadiga crônica
- Colite
- Dificuldade para Concentração
- Confusão mental
- Congestão
- Constipação
- Doença de Crohn
- Tosse
- Cistite
- Depressão
- Dermatite
- Diabetes
- Diarreia
- Eczema
- Endometriose
- Muco em Excesso
- Fibromialgia
- Flatulência
- Retenção Líquida

- Alergias Alimentares
- Desejos por Alimentos específicos
- Resfriados Frequentes
- Infecções repetitivas
- Infecções por Fungos
- Gases intestinais
- Gastrite
- Erupções Genitais
- Dores de cabeça
- Azia
- Desequilíbrio Hormonal
- Hipoglicemia
- Hipotireoidismo
- Irritabilidade
- Infecções Intestinais (IBD / IBS)
- Disfunção no Sistema Imunológico
- Impotência
- Indigestão
- Infertilidade
- Menstruação Irregular
- Coceiras na Pele
- Dores Articulares
- Falta de clareza mental
- Intestino permeável
- Letargia
- Lúpus
- Enxaquecas
- Problemas de Memória
- Alternâncias de Humor
- Dores Musculares
- Fungos nas unhas
- Osteoartrite

- Coceira no Pênis e no Escroto/Saco
- TPM, Síndrome pré-menstrual (PMS)
- Dificuldade de Concentração
- Memória Ruim
- Prostatite
- Próstata Aumentada
- Psoríase
- Brotoejas na pele
- Coceira Retal
- Artrite Reumatóide
- Rinite
- Esclerodermia
- Disfunção Sexual
- Problemas nos seios faciais
- Úlceras
- Garganta infeccionada, com pus
- Desejo por Açúcar
- Articulações inchadas
- Aftas na boca / sapinhos
- Uretrites
- Incontinência Urinária
- Infecções Vaginais
- Vaginites
- Problemas Visuais
- Fraqueza / Indisposição
- Aumento/Ganho de peso
- Revestimento branco na língua

Quais são os sinais da infecção por Candida?

O resultado do crescimento excessivo e descontrolado da Candida é uma lista de sintomas de comprimento bastante considerável. Mas basicamente, as características do crescimento excessivo e descontrolado da Candida estão resumidas em três categorias, que afetam o corpo da seguinte forma:

1. Infecções nos tratos gastrintestinais e geniturinários;

2. Respostas alérgicas / Alergias diversas;

3. Sintomas Mentais / Emocionais.

Inicialmente os sintomas e sinais aparecerão perto dos locais onde estão as primeiras colônias originais do fungo. Muitas vezes os primeiros sinais aparecem como congestão nasal e corizas, coceira nasal, bolhas na boca, garganta ferida ou seca, dor abdominal, arrotos, gazes intestinais, azia, constipação, diarreia, ardência ou coceira retal, corrimento vaginal, coceira ou ardência vaginal, sintomas da TPM cada vez mais intensos, prostatite, impotência sexual, incontinência urinária, ardência ao urinar, infecções na bexiga.

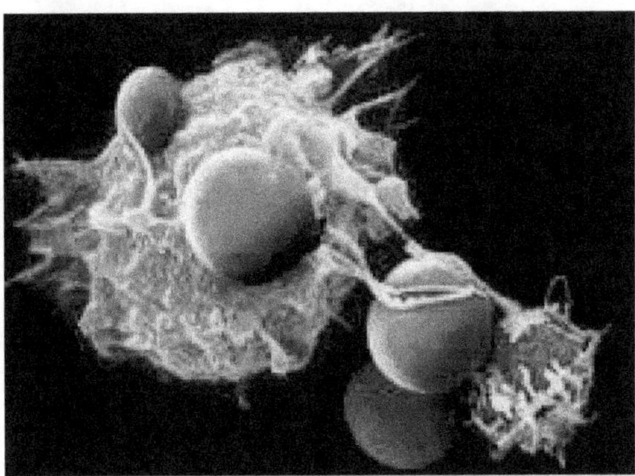

Célula sanguínea branca matando Candida

Porém, se o sistema imune permanecer fraco por muito tempo, a Candida pode se espalhar por todas as partes do corpo, o que causa uma infinidade adicional de problemas, como fadiga, sonolência, falta de coordenação, falta de concentração, instabilidade do humor, vertigem, dores de cabeça, respiração difícil, pigarros, chiados no peito, articulações inchadas, artrite, problemas de visão, Moscas volantes, dor de ouvido, surdez, ardência ou sensação de areia nos olhos, dores musculares, depressão, irritabilidade, desejo por doces, aumentoda sensibilidade a comidas e a produtos químicos, dormências e formigamentos, mãos e pés frios, asma, febre do feno, múltiplas alergias, urticárias e bolhas, eczema, psoríase, infecçõesfúngicas crônicas como pé de atleta, dermatofitose (tineacorporis) e micoses nas unhas das mãos e dos pés.

Além disso, a Candida libera **79 toxinas diferentes no corpo**, que por si só já coloca uma carga considerável no sistema imunológico. Estas substâncias entram na corrente sanguínea e viajam para todas as partes do corpo onde podem dar origem a uma infinidade de sintomas diferentes. Os fungos no corpo produzem um subproduto chamado de etanal ou acetaldeído, uma substância tóxica que resulta em várias consequências para a saúde. De fato, o acetaldeído é o composto que produz os sintomas de uma "ressaca" alcoólica.

Quando a Candida está em modo de crescimento excessivo, as colônias do fungo podem penetrar profundamente nas paredes intestinais, danificando as paredes dos intestinos na sua colonização. Os filamentos invasivos da Candida produzem doenças que atacam o corpo inteiro de várias formas.

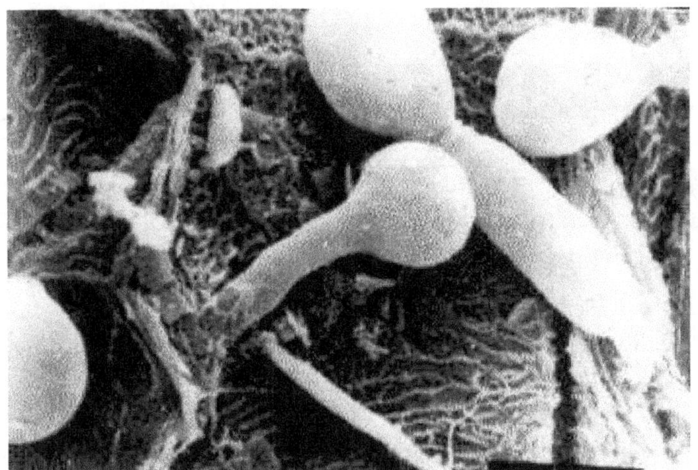

Candida invadindo tecido humano

Destruição da membrana intestinal, levando a:

•Vazamentos severos das toxinas dos microrganismos indesejáveis que estão incrustados dentro das camadas da matéria fecal para a corrente sanguínea, causando vários sintomas e agravando várias das condições preexistentes. Sob as condições anaeróbicas do cólon, a própria Candida produz um grande número de toxinas pela fermentaçãodo açúcar.

•Absorção de proteínas dietéticas que não foram digeridas completamente. Estas proteínas são extremamente alergênicas e podem produzir um grande espectro de reações alérgicas. As alergias alimentares são muito comuns com a Candidíase, assim como hipersensibilidade ambiental (fumaças, escapamento de veículos, gás natural, perfumes, poluentes atmosféricos), provavelmente devido aos filamentos da Candida que se infiltram nas membranas dos pulmões e dos seios faciais.

•Migração da própria Candida para a corrente sanguínea. Uma vez no sangue ela tem acesso a todos os tecidos do corpo e pode causar váriasdisfunções nos órgãos ou nas glândulas, enfraquecendo o sistema como um todo e assim reduzindo a resistência a outras doenças.

A Candida também pode atacar o sistema imunológico, causando a "doença das células supressoras", na qual o sistema imunológico produz anticorpos para tudo com a mais leve provocação, resultando em sensibilidades extremas.

Finalmente, o crescimento excessivo da Candida pode ser perigoso se não for controlado. O desafio persistente e constante ao sistema imunológico causado pelo crescimento excessivo da Candida, no longo prazo pode, eventualmente, desgastar o sistema imunológico e causar um sério enfraquecimento na resistência a outras doenças.

Como a Candida é diagnosticada?

A história do paciente e os sintomas são normalmente a chave para se chegar a um diagnóstico. Há uma grande variedade de sinais e sintomas que são prevalecentes nos casos de Candidíase Sistêmica; ser capaz de destacar estes sintomas sistematicamente fornece um quadro geral muito claro.

O doutor Crook, um médico e conferencista americano muito experiente, depois da observação repetida dos seus pacientes ficou interessado nas reclamações dos problemas de saúde crônicos relacionados com o crescimento excessivo de fungos e os fatores nutritivos e ambientais relacionados.

O doutor Crook foi um dos pioneiros dos nossos dias que publicou o livro "*The Yeast Connection*" (A Conexão Fungo, tradução livre), e trouxe o conceito das infecções por fungos aos olhos do público, enquanto tentava ensinar os seus colegas, o que não foi fácil, para dizer o mínimo. Neste livro ele desenvolveu um questionário abrangente sobre muitos sintomas que se relacionam com a Candidíase sistêmica.

O questionário sobre a Candida do doutor Crook (ver Apêndice) permite ao paciente fazer a pontuaçãodos seus sintomas e chegar a um número. Algo acima de 180 para mulheres e de 140 para homens é altamente significativo e representa a maioria dos sintomas que se relacionam à infestação por Candida.

Existem casos, no entanto, que apesar de terem a forma patológica da Candida, a pontuação dá um número baixo neste questionário, nestes casos são necessários outros exames para se confirmar o diagnóstico.

Também existem outros procedimentos e exames para se detectar a Candida; Vega Test (VegetativeReflexTesting, VRT), Biodermalscreening, uma forma de exame com Bioressonância (Vega Expert)que foi inicialmente inventado pelo doutor Voll e depois adaptado pelo doutor Schimmel.

No caso da identificação da forma de Hifa patológica da Candida, enquanto o terapeuta tem uma ampola desta forma, fica muito fácil testar se o paciente está em ressonância com ela. Nas mãos de um terapeuta experiente, este é um método preciso e eficiente para fazer o teste, visto que ainda não foram desenvolvidos exames clínicos verdadeiros para a Candida patológica, exceto fazer biópsia de órgãos e tecidos específicos do corpo.

Existe um grande número de dispositivos de teste de Bioressonância; o VEGA, o BICOM, o DETA PROFISSIONAL e muitos outros. Os médicos escolhem aquele que podem pagar, mas possivelmente, desses dispositivos, o que tem o melhor custo benefício é o DETA PROFISSIONAL (http://www.deta-elis-uk.com).

Eu disponibilizo oficinas clínicas intensivas de 5 dias, cerca de 3 a 4 vezes por ano, treinando profissionais médicos para usar o dispositivo de teste de bioressonância VRT e tratamento em Larnaca, Chipre. Também há um curso online para ajudar os profissionais a entender a teoria, intitulado *Energy Medicine andBioresonance* (Medicina Energética e Bioressonância, tradução livre) (http://www.collegenaturalmedicine.com).

Um outro método de testar a Candida é usar uma forma de teste kinesiológico muscular, chamadoAutonomic Response Testing (ART), Teste de Resposta Autônoma, tradução livre, inventado pelo neurologista alemão, o doutor Dietrich Klinghardt, M.D., Ph.D. O teste ART ganhou importância por descobrir e corrigir problemas do sistema nervoso autônomo (SNA).

O ART permite ao médico corrigir os problemas do Sistema Nervoso Autônomo -SNA (ANS) e ajudar a restaurar o mecanismo de auto-regulamentação do corpo, permitindo ao paciente poder recuperar sua saúde.

Atualmente não existe nenhum exame de sangue ou clínico que seja conclusivo e confiável para diagnosticar a Candidíase Sistêmica patogênica. Existem exames genéticos caros que podem determinar o genoma do micélio, da hifa e da Candida patogênica, mas eles ainda não estão disponíveis no mercado ao alcance de todos, sendo mais usados para fins de pesquisa.

ExamesLaboratoriais

Os exames de laboratório têm as suas vantagens e desvantagens, vamos dar uma olhada em alguns deles:

Uma plataforma de diagnóstico fácil a usar e que identifica rapidamente as espécies do fungo Candida diretamente a partir de hemoculturas positivas. O novo ensaio, fluorescência de ácido nucléico de peptídeo com hibridização in situ (PNA FISH), é um ensaio altamente sensível e específico que usa sondas PNA para alcançar espécies específicas de ribossomos ARN (rARN) em bactérias e fungos.

Chamado deSemáforo de Fungo, o ensaio é uma das últimas plataformas de diagnósticos PNA FISH com base molecular e que fornece uma identificação rápida de agentes patogênicos na circulação sanguínea, em questão de horas em vez de dias. Os laboratórios podem identificar, em um simples Semáforo de Fungo, até cinco espécies de Candida diretamente das hemoculturas positivas, inclusive *Candida albicans* e/ou *Candida parapsilosis*, *Candida tropicalis* e *Candida glabrata* e/ou *Candida krusei*, permitindo aos profissionais aplicarem rapidamente a terapia antifúngica eficaz e apropriada para os pacientes afligidos com uma infestação de Candida sistêmica.

Os resultados do exame indicam qual fungo é o responsável pela infecção; as células verdes fluorescentes indicam *Candida albicans* e/ou *Candida parapsilosis*; as células amarelas fluorescentes indicam *Candida tropicalis*; e as células vermelhas fluorescentes são *Candida glabrata* e/ou *Candida krusei*.

Outros exames de laboratório também estão disponíveis, mas nenhum deles é completamente preciso na identificação da forma micelial patogênica da Candida.

O abuso e a prescrição inadequada de antibióticos

Atualmente a prevalência da Candida pode estar relacionada diretamente à grande exposição social aos antibióticos. Da prescrição para resfriados, infecções, acnes, viroses e do consumo adicional na comida tratada com antibióticos como as carnes, leite e derivados, aves e ovos de granjas.

Notavelmente, os antibióticos não matam os vírus; só destroem as bactérias. Ainda assim, eles são universalmente prescritos para todos os resfriados, as gripes e outros problemas virais. Esse uso extensivo e indiscriminado dos antibióticos não somente é considerado uma causa primária do crescimento excessivo de Candida, como foi descoberto recentemente ser responsável pelo desenvolvimento desenfreado das "bactérias assassinas".

A proliferação rápida e direta do fungo depois do uso de antibiótico sugere fortemente que o problema com a Candida é que ele se origina de um estado interior de desequilíbrio, em vez de um ataque exterior por um micróbio ou uma doença. Este é um ponto muito importante para ser entendido por quem deseja se livrar do problema que é o crescimento excessivo da Candida, isto sugere que a Candida é umproblema tão grande quanto for o fracasso do próprio corpo em controlá-la!

•As prescrições incorretas dos antibióticos também contribuem para o desenvolvimento de bactérias resistentes (Center for DiseaseControlandPrevention, Centro de controle e Prevenção de doenças).

• Estudos mostram que o tipo de tratamento, a escolha do agente ou a duração da terapia com antibióticos estão incorretas entre 30% a 50% dos casos (Luyt, C.E, 2014)

•Um estudo realizado nos Estados Unidos constatou que um agente patogênico só foi definido em 7,6% de 17.435 pacientes hospitalizados com pneumonia adquirida na comunidade (CAP) (Barlett, J.G., 2013).

•Em comparação, os pesquisadores do KarolinskaInstitute, Instituto Karolinska, na Suécia foram capazes de identificar o agente patogênico em aproximadamente 89% dos pacientes com pneumonia adquirida na comunidade (CAP) por meio do uso da técnica de diagnóstico molecular. Por isso, prescrever os antibióticos corretos para determinado problema de saúde, ao contrário do erro e acerto (experimentação) com vários tipos diferentes, traz grandes benefícios para o paciente.

•De 30% a 60% dos antibióticos prescritos nas unidades de terapia intensivo (UTIs) são desnecessários, impróprios ou fracos (Luyt, C.E., 2014).

•Os antibióticos prescritos incorretamente têm o benefício terapêutico duvidoso e expõem os pacientes às complicações potenciais da terapia com antibióticos (Lushniak, B.D., 2014).

•Os antibióticos em concentrações subinibitórias e sub-terapêuticas podem fomentar o desenvolvimento da resistência antibiótica favorecendo alterações genéticas, tais como modificações Epigenéticas(expressão gênica), Hemoglobina glicosilada (HGT) pg. 44 e a Mutagênese (Viswanathan, V.K., 2014).

Por que isto é um problema grave?

Uma vez iniciado, se não for reconhecido e tratado apropriadamente, o crescimento excessivo da Candida pode se transformar em um ciclo vicioso infinito e negativo. O grande número dos germes do fungo pode enfraquecer o sistema imunológico, que normalmente protege o corpo de invasores perigosos. Embora a Candida seja parte do equilíbrio ecológico do corpo desde o nascimento, ainda assim é reconhecida pelo sistema imunológico como um corpo estranho que deve ser controlado.

Deste modo, quando o crescimento excessivo acontece, ocorre um estímulo crônico no sistema imunológico, cada segundo, cada minuto, cada hora, cada dia, cada mês, cada ano, em uma tentativa do sistema imunológico para recuperar o controle. Com o tempo, acredita-se que isto pode esgotar o sistema imunológico, predispondo-o a doenças degenerativas mais sérias. Muitos acreditam que a exaustão crônica do sistema imunológico causada pela Candida e outros parasitas pode desempenhar um papel direto no desenvolvimento de câncer e AIDS. Visto por este ângulo, o crescimento excessivo da Candida deve ser levado muito, muito a sério.

A Candida produz os seus efeitos por duas vias. Primeiramente pela via direta, inicialmente pela invasão dos intestinos e da vagina; a Candida é capaz de se espalhar por toda a extensão, por todo o comprimento dos intestinos. A presença de vaginite crônica muitas vezes pode indicar uma infecção sistêmica de Candida. Em segundo lugar, têm os efeitos indiretos causados pela disseminação das micotoxinas pela corrente sanguínea para outros locais.

Nos intestinos a Candida pode alterar a sua forma de um organismo simples de fungo para uma "forma de fungo micelial" com uma rede de fibras parecidas com raízes chamadas rizóides. Esses rizóides podem penetrar e danificar o revestimento interno dos intestinos, permitindo que as proteínas parcialmente digeridas dos alimentos passem para a corrente sanguínea,provocando uma forte reação do sistema imunológico, o resultado disso é o aumento das alergias e das intolerâncias alimentares.

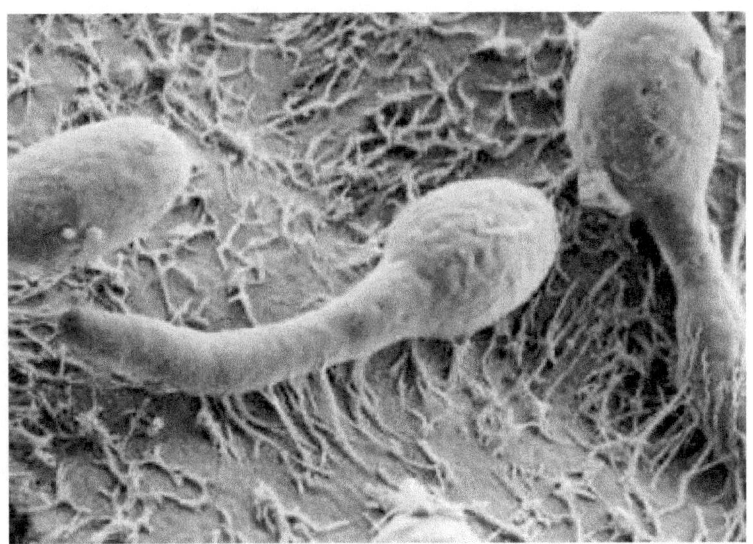

Microfotografia da Candida albicans ao microscópio eletrônico

O lixo tóxico da Candida também pode ser absorvido pela corrente sanguínea causando "Hipersensibilidade à Toxina do fungo". Isto leva a sintomas como inquietude, depressão e a um funcionamento intelectual debilitado. A toxina principal implicada aqui é a etanal ou acetaldeído, que é um subproduto normal do metabolismo, produzido em pequenas quantidades é metabolizada sem problemas pelo fígado.

Se, no entanto, houver uma produção excessiva deste aldeído pela Candida, particularmente em ambientes de baixa oxigenação e com falta das enzimas apropriadas no fígado, deficiência esta que tende aatingir 5% da população em geral, o acetaldeído ficará preso fortemente ao tecido humano. Isto pode prejudicar a neurotransmissão no cérebro resultando em inquietude, depressão, problemas de memória e falta de clareza de pensamento.

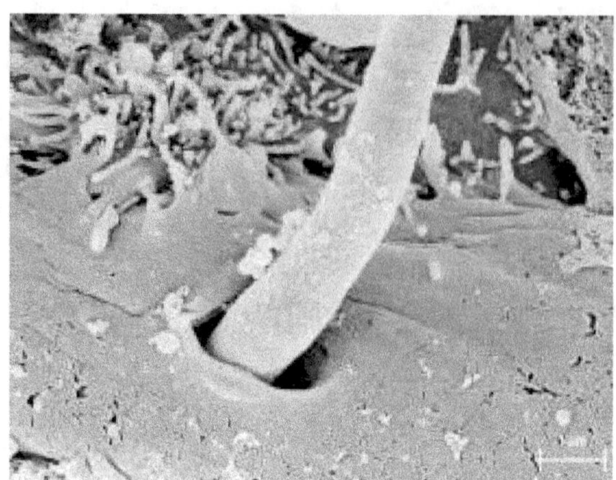

Rizoide penetrando no tecido humano

O acetaldeído, uma das micotoxinas secretadas pela Candida, é responsável por uma grande parte dos danos celulares que ocorrem. O acetaldeído nas paredes dos intestinos e no fígado prejudica a absorção pelo intestino, bem como atrapalha as funções das células sanguíneas brancas (Linfócitos) e dos glóbulos vermelhos.

Para poder destruir essas micotoxinas sórdidas, o organismo precisará de quantidades adequadas de Glutamina, Selênio, Niacina, Ácido fólico, B6, B12, Ferro e Molibdênio. Certamente, para os pacientes que sofrem de síndrome tóxica, ao menos durante o tratamento da Candida, é altamente recomendado que tomem estes suplementos alimentares para sua própria proteção.

Capítulo 3:

A relação entre a Candida e as doenças crônicas

Vários terapeutas da medicina natural têm apoiado, há muito tempo, a noção de que os fungos intestinais podem contribuir para as doenças crônicas.

Contudo, a fraternidade médica alopática tem minimizado o papel dos fungos intestinais. Isto acontece basicamente porque poucas pesquisas foram feitas sobre o assunto; é difícil para diagnosticar e não dá para tratar apropriadamente com fármacos alopáticos disponíveis.

Há uma nova pesquisa no Cedars-Sinai Medical Center estudando a conexão entre os fungos e a Colite Ulcerativa.

O doutor David M. Underhill e a sua equipe no *InflammatoryBowelandImmunobiologyResearchInstitute* têm estudado a interação entre os Fungos Comensais e o Receptor de Lectina do tipo C, a CLEC7A (Dectin-1). Em animais saudáveis a CLEC7A (Dectin-1) é produzida e funciona como uma resposta imunológica do corpo contra os fungos.

O risco de desenvolver Colite Ulcerativa aumenta significativamente em ratos com deficiência na CLEC7A (Dectin-1). O doutor Underhill e a sua equipe trataram estes animais com uma droga antifúngica chamada Fluconazol e observaram que os seus sintomas melhoraram.

Nos seres humanos, uma forma mutante da CLEC7A (Dectin-1) está intimamente relacionada à Colite Ulcerativa que não responde ao tratamento médico. Quando este importante receptor não está funcionando corretamente, a nossa proteção contra os fungos intestinais diminui e ficamos mais propensos para desenvolver Candidíase.

Já é sabido que a microbiota intestinal em pacientes com Colite Ulcerativa é significativamente diferente da dos indivíduos saudáveis. A colonização do cólon por fungos pode influenciar na ativação da Colite Ulcerativa, e o tratamento antifungos causa uma melhora clínica na maior parte dos indivíduos. Os pacientes com a doença de Crohn e os seus parentes sãos mais comumente colonizados com a Candida albicans do que as famílias de controle, ou seja, as famílias que não tem a doença de Crohn.

30 anos após os livros *"The MissingDiagnosis"* escrito por OrianTruss e do *"The Yeast Connection"* escrito por William Crook serem lançados, aumentou muito a quantidade de pesquisas da comunidade médica sobre a importância da microbiota e dos fungos intestinais.

A Candida também está relacionada com doenças inflamatórias crônicas como a artrite e a esclerose múltipla. Foi à conclusão que chegou um estudo realizado em 2012 pelo prestigiado jornal Nature, conduzido pelos pesquisadores do Charite, Universitatsmedizin Berlin e pelo Instituto de Pesquisa em Biomedicina, Bellinzona, na Suíça.

O estudo descobriu que as células do fungo Candida albicans parecem provocar o sistema imune para produzir mais inflamação.

As descobertas são especialmente significantes porque as células imunológicas que foram estudadas desempenham um papel-chave nas doenças autoimunes como a esclerose múltipla, a artrite reumatoide e a psoríase.

"Isto não só demonstra que a composição da nossa microflora tem um papel decisivo no desenvolvimento das doenças crônicas, mas também que as células-chave que causam as doenças podem desenvolver um 'gêmeo' anti-inflamatório", disse a primeira autora, a doutora Christina Zielinski.

Efeitos sobre a imunidade

De 40 a 60% de todas as células imunológicas do nosso corpo estão nos intestinos. O sistema imunológico também pode ser afetado simultaneamente por uma nutrição deficiente e uma exposição pesada aos mofos do ambiente, bem como o número crescente de produtos químicos na nossa comida, água e ar, incluindo os petroquímicos, formaldeído, perfumes, produtos de limpeza, inseticidas, cigarros e outros poluentes tanto internos quanto externos às nossas residências.

Atualmente mais de 10.000 produtos químicos foram adicionados somente aos nossos alimentos, produtos esses que não existiam há apenas 100 anos! Nós não temos o reconhecimento genético destas substâncias como alimento ou como adições úteis aos nossos corpos.

Especificamente, os fungos tendem a secretar uma toxina chamada Gliotoxina[16] (Gliotoxin) que pode prejudicar o sistema imunológico por um sistema de desativação de enzimas, produzindo radicais livres que alteram o DNA dos leucócitos e são citotóxicos.

Esta fraca resistência não causa apenas um sentimento geral de saúde fraca, mas também pode permitir o desenvolvimento de sintomas

---

[16] Iwata, K.; Yamamoto, Y "Glycoprotein Toxins Produced by Candida albicans." Proceedings of the Fourth International Conference on the Mycoses, PAHO Scientific Publication #356, June 1977.

respiratórios, digestivos e outros de forma sistêmica. Pode ainda deixar o corpo predisposto a desenvolver sensibilidades a comidas e aprodutos químicos no ambiente. Tais "alergias" podem ao longo do tempo, fazer com que as membranas do nariz, da garganta, do ouvido, da bexiga e dos intestinos inchem e desenvolvam infecções.

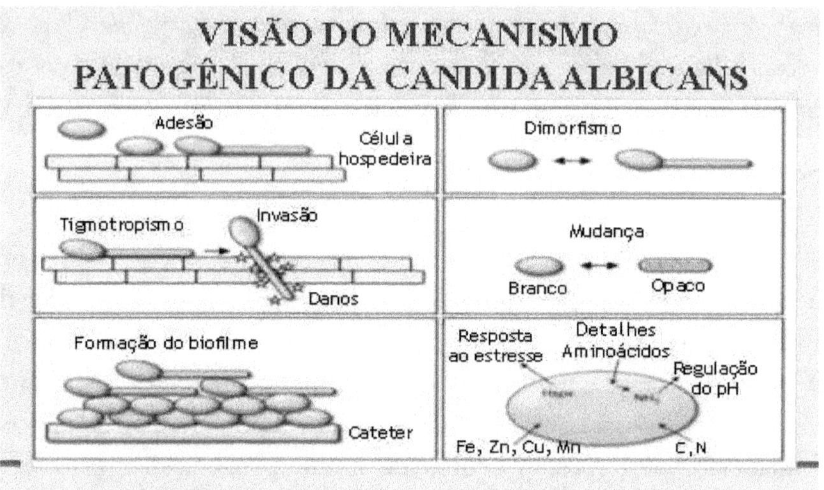

Visão do mecanismo patogênico da Candida albicans

Tais condições podem levar o médico a prescrever um antibiótico "de amplo espectro" o que poderá no futuro promover o crescimento excessivo da Candida e fortalecer a cadeia negativa de eventos existente, elevando o nível de estresse do sistema imunológico e aumentando os problemas relacionados com a Candida.

Eu vi isto acontecer na minha prática clínica muitas vezes. Se os médicos pudessem pensar diferente só por um minuto, muitas centenas de milhares de prescrições de antibióticos supérfluos seriam evitadas em benefício dos pacientes em detrimento da indústria farmacêutica. Os médicos falam sobre a medicina baseada em evidência, mas muitas vezes drogas como os antibióticos são prescritas para infecções incorretas porque, *em primeiro lugar, um simples exame não foi feito.*

O diagrama baixo (Fig. 5) demonstra claramente como a Candida é conhecida por prejudicar o funcionamento do sistema imunológico,impactando direta e negativamente o supressor auxiliar dos linfócitos T.

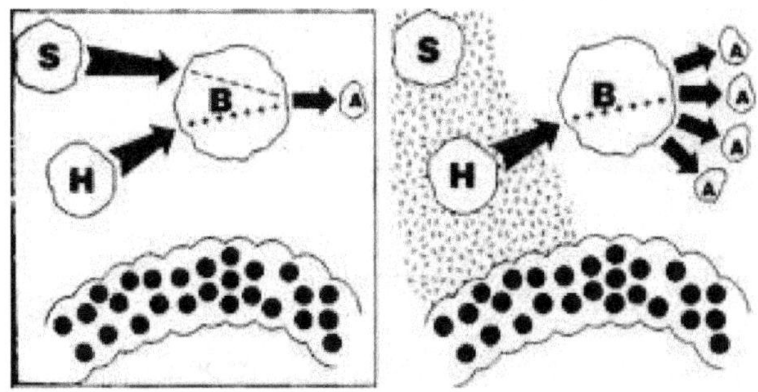

Fig. 5: Como as micotoxinas prejudicam o sistema imunológico
S = Célula supressora; H = célula auxiliar; B = célula-B
S=Célula supressora; H=célula auxiliar; B=célula-B; A=Anticorpos

Primeiro diagrama: O fungo e a bactéria lactobacilo em equilíbrio = função imunológica normal. O equilíbrio entre as bactérias lactobacilos e o fungo permite uma função normal dos linfócitos imunológicos. As células auxiliares estimulam as células B para produzirem os anticorpos, ao passo que as células supressoras apropriadamente param a produção dos anticorpos pelas células B. A produção de anticorpo está equilibrada.

Segundo diagrama: O crescimento excessivo do fungo intestinal, lançamento das toxinas na corrente sanguínea e a função imunológica alterada. O crescimento excessivo do fungo intestinal e as toxinas do fungo lançadas na corrente sanguínea inibem a função das células supressoras. A estimulação da produção de anticorpos pelas células auxiliares agora está completamente descontrolada, e ocorre uma produção exagerada de anticorpos. Aqui temos um estado aumentado das alergias, bem como uma suscetibilidade aumentada para as doenças autoimunes.

Os componentes principais do sistema imunológico são:

1.:Os Linfócitos-B: eles produzem a proteína chamada imunoglobulina, que prende as substâncias antigênicas tornando-as inofensivas. Um antígeno é uma substância que o corpo reconhececomo sendo estranha e por isso potencialmente perigosa. Uma imunoglobulina é uma determinada espécie da proteína que recobre o antígeno; tornando-o inofensivo, os antígenos então podem ser digeridos por outras células.

2.:Os Linfócitos T: existem três tipos:

a. As células assassinas; elas atacam e destroem as substâncias com enzimas e hormônios.

b. As células auxiliares; elas ajudam as células B a produzirem as imunoglobulinas.

c. As células supressoras; elas protegem o corpo dos excessos do próprio sistema imunológico.

A eficiência das células T pode ser influenciada pela nutrição. São basicamente as células supressoras que estão envolvidas na luta com o desafio da Candida, em parte porque a adaptabilidade da Candida lhe permite produzir antígenos de disfarce que impedem o sistema imunológico de reconhecê-la como invasora e perigosa. Deste modo, o sistema imunológico pode eventualmente,se tornar não-responsivo à presença da Candida albicans. Então as toxinas da Candida circularão praticamente desimpedidas, enquanto a Candida crescerá em uma variedade de tecidos, seja como um fungo ou na forma micelial.

Esta tolerância evidente da Candida pelo sistema imune só pode ser revertida no longo prazo, eliminando a exposição do corpo aos antígenos e às toxinas do fungo. Foi encontrado um grande percentual de soro de pessoas assintomáticas contendo imunoglobulinas para as toxinas do fungo. Isto indica que as células B de defesa do sistema imunológico devem estar combatendo constantemente as toxinas da Candida. Quando vivos, os fungos são capazes de invadir o sistema imune até certo grau.

Quando as células do fungo são mortas rapidamente, ocorre uma reação após a mortandade dos fungos, também chamada reação de Herxheimer, ela ocorre quando os subprodutos metabólicos são liberados no corpo. As células do fungo Candida liberam 79 toxinas diferentes quando elas morrem, incluindo o etanol e o acetaldeído.

Aqui está uma lista de alguns sintomas que você pode experimentar durante a mortandade dos fungos, também conhecida como reação de Herxheimer:

•Náusea
• Dor de cabeça, cansaço, tontura
• Gânglios inchados
• Inchaços, gases, prisão de ventre ou diarreia
• Dores musculares ou inchaços nas articulações
• Coração acelerado (frequência cardíaca acelerada)
• Calafrios, frio nas extremidades docorpo
• Coceira no corpo, urticária ou brotoejas, erupções cutâneas
•Sudorese
•Febre
• Bolhas na pele
• Corrimento vaginal, infecções na próstata e nos seio nasais

Outros fatores que criampatogenesia

A patogenesia da doença associada com Candida em seres humanos envolve uma grande quantidade de fatores. Alguns tipos de Candida produzem gliotoxina, que pode prejudicar a função dos neutrófilos. No entanto, a Candida é um organismo poli-antigênico que contém até 178 antígenos diferentes, o que poderia explicar o grande número de reações cruzadas a fungos, mofos e até ao tecido humano.

Foi comprovado recentemente que a Candida tem uma potencial reatividade cruzada com o glúten por causa das várias sequências deaminoácidos que são altamente homólogos à alfa-gliadina e à gama-gliadina. Tal mecanismo poderia levar à intolerância ao glúten juntamente com os sintomas que a acompanha, e até provocar a doença celíaca em pessoas geneticamente suscetíveis. Além disso, um estudo de passagem controlado por placebo revelou que uma dieta com leveduras pode afetar a atividade da doença de Crohn.

A Candida produz álcool e contém glicoproteínas, que têm o potencial para estimular os mastócitos para liberarem a histamina, e ao que parece prostaglandina, substâncias inflamatórias que podem causar sintomas parecidos com a Síndrome do intestino irritável (IBS).

A Candida é sensível a um número de agentes antifúngicos, como a Nistatina, que não é absorvida pelo tratado gastrintestinal depois da sua administração oral. Ela destrói a Candida se ligando aos esteróis na membrana das células do fungo, e assim aumentando a permeabilidade que, por meio disso, aumenta a perda do conteúdo celular.

Quando outros problemas de saúde estiverem envolvidos, a Candida passa a ser conhecida como Complexo Relacionado com a Candida (CRC). Um excesso de Candida no seu sistema pode causar uma grande quantidade de sinais e sintomas desconfortáveis, que são síndromes por si, como a síndrome da fadiga crônica, hipoglicemia, síndrome do intestino permeável, fibromialgia, alergias ou sensibilidades, desequilíbrio hormonal, disfunções na tireoide e disfunções adrenais.

Estas síndromes não são causadas pela presença da Candida nas nossas mucosas que causam irritação, inflamação, coceira, vermelhidão e dor, mas pela quantidade de metabólitos liberados pelas colônias de fungos dentro do intestino grosso, quando elas excedem a quantidade tolerável.

Os pacientes com Complexo Relacionado com a Candida (CRC) muitas vezes têm sintomas genéricos que afetam múltiplos sistemas de órgãos tais como:

• Sintomas gastrintestinais
• Alergias crônicas
• Fadigas inexplicáveis; sempre cansado
• Sistema Nervoso Central embaçado, alternâncias de humor, depressão
• Bolhas na pele, infecções fúngicas
• Desejos por açúcar, pão e cerveja

A intoxicação no cólon afeta a saúde do corpo inteiro, particularmente se a capacidade e a velocidade da eliminação estiverem comprometidas, como com a constipação, por exemplo, devido a um desequilíbrio na microbiota intestinal.

O delicado equilíbrio hormonal e químico que orquestra a nossa saúde emocional também pode ser afetado, causando sintomas de doenças mentais.

Aspesquisas científicas sobre a Candida

Como mencionado anteriormente, há mais de 54.000 artigos de pesquisas cientificas sobre a Candida no banco de dados médico, PubMed. É claro que é impossível de fazer justiça a todas estas pesquisas em um pequeno livro desta natureza, mas vamos dar uma olhada rápida em algumas destas pesquisas científicas.

As pesquisas recentes indicam que o crescimento excessivo do fungo nos intestinos realmente ocorre e está associado com vários sintomasque sempre melhoram com o tratamento antifúngico. Destacarei as referências científicas destas pesquisas para aqueles que tiverem interesse em se aprofundar ainda mais no assunto.

O crescimento excessivo da Candida no trato gastrointestinal foi confirmado com as pesquisas recentes e pode:

•Fomentar o desenvolvimento de alergias alimentares aumentando a permeabilidade intestinal e afetando o sistema imunológico. (Gut. 2006 Jul;55(7):954-60; Biosci Microbiota Food Health. 2012;31(4):77-84).

•Agravar as inflamações não somente nos intestinos más em todos os tecidos de todas as partes do corpo, aumentando o risco de alergias e doenças autoimunes. (MedMycol. 2011 Apr;49(3):237-47; CurrOpin Microbiol. 2011 Aug;14(4):386-91).

• Estar Diretamente relacionado com a quantidade de inflamações e com a gravidade dos sintomas em pacientes com úlceras, doença de Crohn e colite ulcerativa (J ClinGastroenterol. 2014 Jul;48(6):513-23; J PhysiolPharmacol. 2009 Mar;60(1):107-18; CurrOpin Microbiol. 2011 Aug;14(4):386-91).

• Aumentar com o uso de antibióticos, sobretudo quando já houver inflamação prévia nos intestinos (CurrOpin Microbiol. 2011 Aug;14(4):386-91).

• Aumentar com o uso de inibidores da bomba de prótons, também conhecidos como antiácidos, drogas que bloqueiam a produção de ácido hidroclorídrico no estômago (AlimentPharmacolTher. 2013 Jun;37(11):1103-11).

• Causar os mesmos sintomas do crescimento excessivo bacteriano intestinal (SIBO) quando ocorre no intestino delgado (AlimentPharmacolTher. 2013 Jun;37(11):1103-11). Os sintomas do crescimento excessivo bacteriano intestinal (SIBO) incluem dorabdominal, dor torácica, arrotos, inchaço abdominal, empachamento (Plenitude), indigestão, náuseas, diarréias, vômito, gases intestinais, má absorção e deficiências de vitaminas.

• Fomentar inflamações nos pulmões (Cell Host Microbe. 2014 Jan 15;15(1):95-102).

• Ocorrer mais comumente em pessoas com psoríase e outras desordens inflamatórias na pele (Int J Dermatol. 2014 Dec; 53(12): e555-60).

•Ocorrer mais comumente em pessoas com a síndrome da fadiga crônica (Scan J Gastro. 2007;42(12):1514-1515).

•Além disso, as pessoas com a síndrome do intestino irritável (IBS) têm mais anticorpos contraa Candida albicansno sangue. A gravidade dos sintomas da síndrome do intestino irritável (IBS)está diretamente relacionada com os níveis desses anticorpos (BMC Gastroenterol.2012; 12: 166).

• As pessoas com "sintomas clinicamente inexplicáveis" que também pontuam um alto valor em um questionário padrão de Candida chamado Questionário sobre Doenças relacionadas com Fungos-7 (FungusRelatedDisease Questionnaire-7) também têm níveis mais altos de anticorpos contra a Candida albicans. Muitas vezes estas pessoas têm um histórico de uso frequente ou de longo prazo de antibióticos, junto com sintomas frequentes parecidos com infecções por fungos, desejos por açúcar e fadiga (J AlternComplement Med. 2007 Dec;13(10):1129-33). Os níveis mais altos de anticorpos contra a Candida albicans indicam que o sistema imunológico está hipersensível aos fungos ou simplesmente está refletindo uma grande exposição a eles (devido ao crescimento excessivo do fungo Candida) (BMC Gastroenterol. 2012; 12: 166).

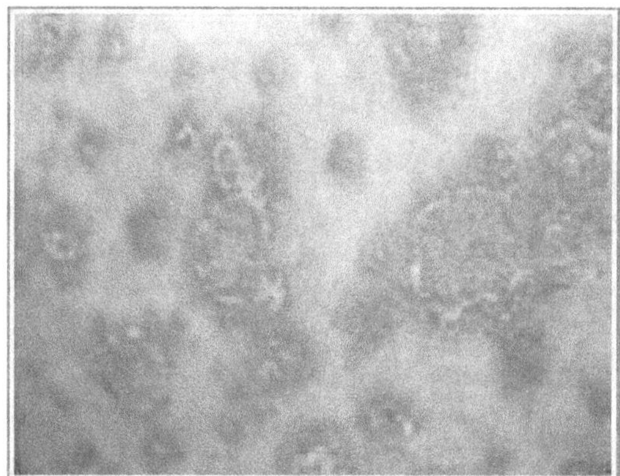

Ampliação de brotoeja causada por Candida

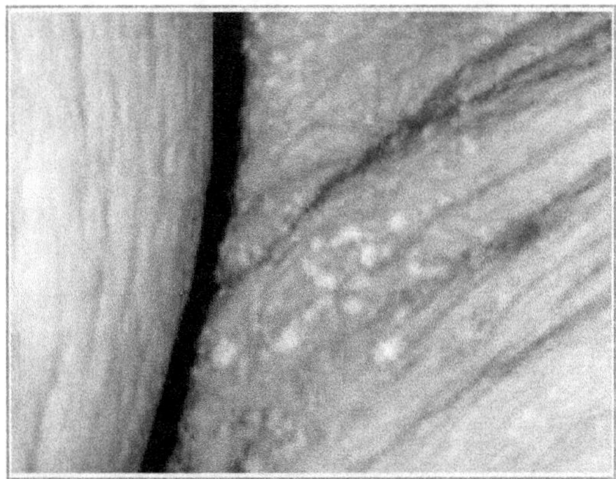

Pústulas inflamatórias causadas por Candida

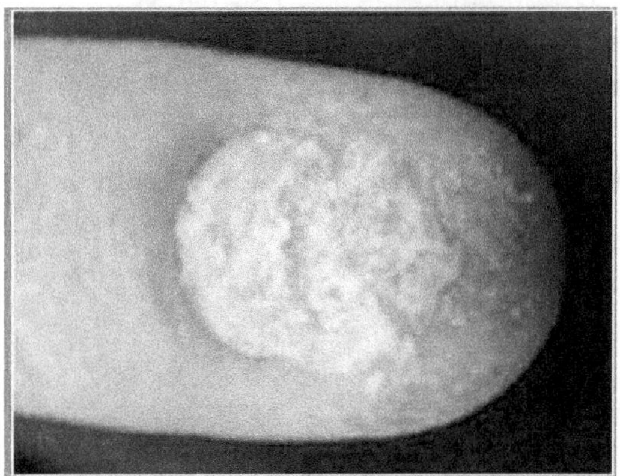

Infecção por Candida na Unha

O equilíbrio microbiano protege a sua saúde

Esta não é a primeira vez que bilhões de microrganismos (microbiota) que naturalmente habitam o corpo humano, em particular a pele e os intestinos, foram relacionados com a modulação do sistema imunológico e à prevenção ou desenvolvimento de doenças autoimunes.

Um microbiota saudável também desempenha um papel chave no regulamento dos sistemas digestivo, nervoso e endócrino (hormonal). Parece que afetam até mesmo o humor.

A conexão da Candida com as alergias, a asma e as dermatites é aceita há muito tempo. Pesquisas atuais sugerem que os antígenos da Candida podem provocar a doença Celíaca e a doença de Crohn. Embora o relacionamento da Candida com essas doenças seja reconhecido, a comunidade médica convencional é hesitante para entender e aceitar o papel da Candida em pacientes com múltiplos sintomas, muitas vezes diagnosticados como doenças autoimunes não-específicas, ou mais frequentes ainda, como doenças psicossomáticas.

Estes sintomas incluem fadiga, dores musculares, dores nas articulações, brotoejas, dores ao urinar, incontinência urinária, vaginite, e muitos outros. Eles também nem imaginam que a Candida é muitas vezes a causa básica da síndrome da fadiga crônica, da fibromialgia, da síndrome do intestino irritável, da síndrome da alta sensibilidade ambiental e da síndrome da sensibilização central.

A Candida afeta inclusive o cérebro, e pode ser a precursora de muitas doenças mentais, indo da depressão até a esquizofrenia. Em outras palavras, quando o sistema imunológico vai à lona, a Candida é quase sempre o fator principal, e ainda assim essa conexão é muitas vezes olhada com desleixo ou simplesmente ignorada.

Capítulo 4:

Se Preparando para o Tratamento com o Protocolo Da Vinci para Candida

Eu desenvolvi o Protocolo Da Vinci durante muitos anos de estudo, bem como testes e erros com muitos pacientes que aceitaram participar e experimentar;eu continuo muito grato a estes pacientes que ajudaram em minha aprendizagem e experiência.

Dado que tratamos com sucesso mais de *5.000 pacientes* com Candida até agora no Da Vinci Center em Larnaca, no Chipre.

Eu passei mais de 11 anos tentando tratar a minha Candidíase sistêmica que me causava muitos sintomas e problemas de saúde inclusive fadiga crônica, embotamento mental, perturbações digestivas severas, fibromialgia, hipocloridria, deficiências de enzima pancreáticas, concentração ruim e mudanças de humor, todos já mencionados anteriormente.

Antes de iniciar o Protocolo Da Vinci para Candida com os meus pacientes, eu procuro me assegurar de que todos os sistemas fisiológicos dosseus corpos estejam os mais otimizados possível.

Eu geralmente verifico:

1. Intolerâncias alimentares, provavelmente estes alimentos são uma grande fonte de inflamação interna e podem ser um grande fardo na erradicação da Candida, portanto é importante se assegurar de que o paciente evite estes alimentos. Eu uso o exame VRT de Bioressonância, que já expliquei anteriormente, para testar mais de 100 alimentos diferentes. Falaremos mais sobre os mecanismos da intolerância alimentar um pouco mais à frente.

2.Deficiências nutricionais e metais pesados usando um teste de Análise de Mineral usando Tecidos do Cabelo (Mineralograma), isto implica pegar uma pequena amostra de cabelo e enviar para um laboratório no exterior.

3. Os movimentos usando a Cinesiologia, o teste de Resposta Autônoma, o teste de Bioressonância ou algum outro teste semelhante; a situação do estômago e do pâncreas, normalmente eu encontro muitos pacientes que não estão secretando ácido hidroclórico pelo estômago e enzimas pancreáticas pelo pâncreas em quantidades adequadas. Deste modo, dar estes dois em forma de suplemento é altamente recomendado para evitar a putrefação de alimentos indigestos no estômago e nos intestinos. Eu uso o GASTRIC AID para o estômago e o DIGESTIZYME para a digestão nos intestinos.

Aqui está uma tabela que resume estes passos preparatórios:

PASSOS DA PREPARAÇÃO ANTES DO PROTOCOLO		
TAREFAS	**SUPLEMENTOS**	**COMENTÁRIOS**
1.Exame de intolerâncias alimentares		Procurar um profissional em Bioressonância
2.Testar o cabelo para deficiências de minerais e contaminação por metais pesados	Suplementos que forem necessários com HMD™ Desintoxicação de metais pesados	Visite: www.worldwidehealthcenter.net
3.Desintoxicação de metais pesados	Tome HMD™, LAVAGE, CHLORELLA	Visite: www.worldwidehealthcenter.net
4.Constipação	Tome CONSTFORM e OXYGUT, COLFORM	Visite: www.worldwidehealthcenter.net
5.Problemas digestivos	Tome DIGESTIZYME e GASTRIC AID	Visite: www.worldwidehealthcenter.net
6.Dispositivos de Bioressonância	DEVITA AP, DEVITA RITM, DEINFO USB	Visite: www.worldwidehealthcenter.net
Começo do Protocolo para Candida	KANDIDAPLEX, KOLOREX, CAPRYLIC ACID, ACIDOPHILUS & BIFIDUS, CANDIDA 30CH	Visite: www.worldwidehealthcenter.net

Análise Mineral do Cabelo

Na minha prática clínica, eu encontrei um exame que eu uso sempre, e acredito ser inestimável, HairTissue Mineral Analysis (HTMA)[17], Análise de Minerais a partir do Cabelo, Mineralograma. Isto implica em pegar uma pequena amostra do cabelo, cortando por volta de 5 centímetros, na nuca, próximo ao couro cabeludo, ou até mesmo cabelos pubianos, se a pessoa for completamente calva. Então envio esse material a um

---

[17] Bland, J. Hair tissue mineral analysis. an emergent diagnostic technique. Thorsons Publishers, USA, 1983.

laboratório clínico autorizado onde o cabelo será preparado através de procedimentos digestivos químicos e de altas

[17] Bland, J. Hair tissue mineral analysis. an emergent diagnostic technique. Thorsons Publishers, USA, 1983.

temperaturas, sendo finalmente analisado e verificado os níveis deminerais e metais tóxicos, usando para isso dispositivos de medição modernos chamados espectrômetros.

O cabelo é considerado o tecido ideal para amostragens e exames[18]. Primeiramente, pode ser cortado facilmente e de modo indolor e pode ser enviado para laboratórios sem exigências de manejos especiais. Em segundo lugar, os resultados clínicos mostraram que uma amostra corretamente obtida pode dar uma indicação da situação mineral e da acumulação metálica tóxica depois de uma exposição de longo prazo ou até aguda. O cabelo é um dos tecidos escolhidos e usados pela Agência de proteção ambiental dos Estados Unidos (US Environmental ProtectionAgency) na verificação da exposição metálica tóxica. De fato, vários estudos concluíram que o cabelo humano pode ser um tecido mais apropriado do que o sangue ou a urina para estudar a exposição de uma comunidade a microelementos perigosos.

Embora o nosso objetivo seja livrar o corpo dos metais tóxicos perigosos, de modo inverso os microminerais são essenciais para inúmeras funções metabólicas em todas as fases e nos processos da vida[19]. Por exemplo, o zinco é necessário na produção, no armazenamento e na secreção da insulina e é também necessário para os hormônios do crescimento. O magnésio é necessário para a função muscular normal, especialmente o coração. Uma deficiência de magnésio está diretamente relacionada com uma maior incidência de ataques do coração; ansiedade e nervosismo. O potássio é crítico para o transporte normal de nutrientes para dento das células, a deficiência pode resultar em fraqueza muscular, depressão e letargia. O sódio em excesso está associado com a hipertensão, mas uma quantidade adequada é necessária para uma saúde normal. Mesmo a situação das

---

[18] Watts, DL. Trace Elements and Other Essential Nutrients: Clinical Application of Tissue Mineral Analysis.
[19] Wilson, LD. Nutritional Balancing and Hair Mineral Analysis: A Comprehensive Guide. LD Wilson Consultants, Inc., 1993

vitaminas pode ser indiretamente avaliada através da HTMA (HairTissue Mineral Analysis, Análise Mineral do Tecido do Cabelo, tradução livre).

O exame HTMA (HairTissue Mineral Analysis, Análise Mineral do Tecido do Cabelo, tradução livre, Mineralograma) pode descobrir as exposições recentes (dos últimos meses) a metais tóxicos no seu sangue que enfim vão parar nos tecidos dos cabelos. A forma como eu faço o exame é pegando uma amostra da base inicial perto do couro cabeludo para ver os níveis de minerais e os metais tóxicos que circularam ativamente no sangue durante os últimos meses, que é basicamente o tempo que leva para os 5 centímetros do cabelo poder crescer.

Então eu coloco os meus pacientes para tomarem um quelante natural que pesquisei e inventei, é um quelante natural que passou por ensaios duplo-cego e com placebos, com 350 pessoas e é chamado de HMD™. Um novo HTMA (HairTissue Mineral Analysis, Análise Mineral do Tecido do Cabelo, tradução livre, Mineralograma) é realizado depois de 2 meses para ver quantos metais se movimentaram dos locais em que estavam depositados no corpo, normalmente encontramos um aumento na percentagem de metais no segundo teste.

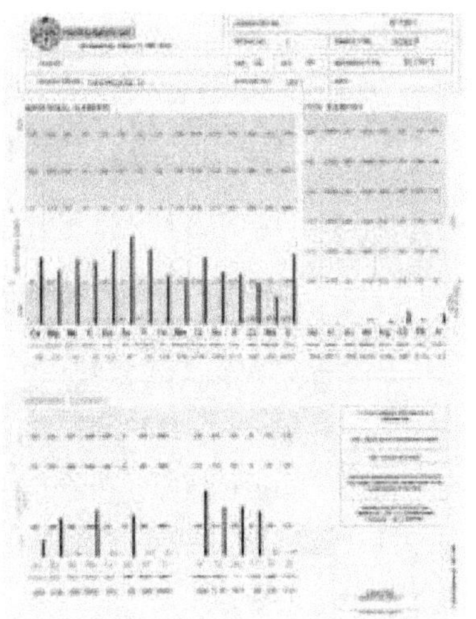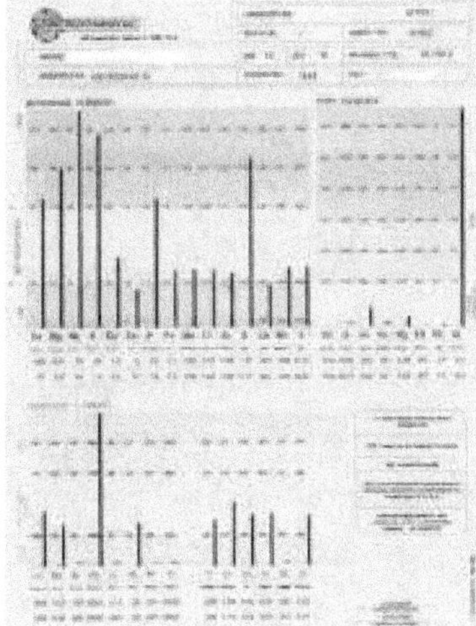

Diferença entre os HTMAs antes e depois de usar o HMD™

Os dois relatórios acima são do mesmo paciente, feitos com um intervalo de dois meses entre eles. À esquerda é a amostra de base inicial, antes de usar qualquer quelante natural ou suplemento mineral. Geralmente, há um nível baixo de minerais com um pequeno excesso de Cádmio e Alumínio. Isto é o que tem circulado no sangue durante os últimos meses, mas não reflete exatamente o que está acumulado nos tecidos e nos órgãos do corpo. À direita são os resultados do segundo exame de cabelo, realizado dois meses depois do primeiro, usando o protocolo HMD™. Note que há um enorme aumento nos níveis de alumínio, com algum arsênico que também aparece, estes são os metais pesados que estavam acumulados nos órgãos e que foram removidos pelo HMD™[20].

Preparando para a Desintoxicação

É muito importante para o êxito do protocolo para Candida que o ambiente interno esteja equilibrado e limpo. Um dos modos mais

---

[20] This protocol using a pre-post hair sample can be found at https://www.detoxmetals.com/use-hair-tests-clinical-decision-making/

rápidos, mais baratos e mais eficientes de realizar isto é fazer um programa de desintoxicação alcalino por 15 dias usando somente frutas frescas, verduras, sucos vegetais, sopas, verduras cozinhadas no vapor com óleo de oliva e ervas, bem como chás.

Esta é uma tabela resumo dos passos necessários para se preparar para a desintoxicação. É altamente aconselhável que você tome os suplementos recomendados, eles são formulações médicas e foram usados e testados na prática clínica por mim mesmo. Eles são de alta qualidade e puros, mas se você puder encontrar alternativas, então está tudo certo, pode usar.

Discutiremos cada um destes suplementos detalhadamente mais adiante e examinaremos os seus ingredientes e os seus benefícios.

		72	

Existem toxinas nos alimentos que comemos, na água que bebemos e no ar que respiramos. Inclusive o nosso próprio corpo produz toxinas como consequência dos muitos processos metabólicos que são necessários para nos manter vivos.

Há uma série de benefícios na desintoxicação:

•O trato digestivo fica limpo do lixo acumulado e das bactérias fermentadoras.

• Limpeza do fígado, dos rins e a purificação do sangue são realizadas,o que não é possível durante a alimentação com as dietas regulares.

• A clareza mental é melhorada à medida que a carga química e os aditivos alimentares são reduzidos.

•Redução da dependência de substâncias viciantes como o açúcar, a cafeína, a nicotina, o álcool e as drogas lícitas e ilícitas.

•O tamanho do estômago volta ao normal tão logo a pessoa para com os maus hábitos alimentares.

•O sistema hormonal é melhorado, isto é especialmente verdade para o hormônio do crescimento (GH).

• Estimulação do sistema imunológico.

Após a desintoxicação com a dieta alcalina durante 15 dias, os pacientes informam níveis de energia mais altos, pele mais clara e brilhante, perda de peso de vários quilos, maior lucidez, redução da celulite, melhor tônus corporal e uma grande sensação de relaxamento.

A desintoxicação é o processo de remoção das toxinas que vão se acumulando nos tecidos e nos órgãos do corpo durante toda a vida de uma pessoa. Estas toxinas vão atuando como bloqueadores do metabolismo, literalmente envenenando as células e impedindo que elas possam funcionar corretamente.

Antes que olhemos para os detalhes, aqui abaixo está uma tabela que lhe ajudará sobre os vários passos que deverá seguir.

Alguns destes suplementos eu dou para todos os meus pacientes como parte de um processo de rejuvenescimento e recuperação, entre eles está incluso uma fórmula de alta potência de multivitaminas/minerais como o HMD MULTIS e o KRILL PLUS, que é uma excelente fonte de Ômega 3, mas com uma pequena probabilidade de estar contaminado com mercúrio.

Cerca de 80% ou mais do dos meus pacientes tem problemas digestivos, inchaço e distensão no estômago e nos intestinos, portanto eu dou DIGEST PLUS que são enzimas pancreáticas que ajudarão a digestão nos intestinos e BETAINE COMPLEX que contém ácido clorídrico para digerir as proteínas concentradas no estômago.

Para aqueles que estão fazendo a limpeza do fígado e da vesícula biliar, o MAGNÉSIO DIMALATO é essencial para amolecer as pedras antes da limpeza, pois tomar o suco de maçã que contém ácido málico mais é demasiado doce, alimentará a Candida.

SUPLEMENTOS PARA DESINTOXICAÇÃO E REJUVENESCIMENTO				
REMÉDIOS	**MANHÃ**	**ALMOÇO**	**JANTAR**	**COMENTÁRIOS**
HMD MULTIS Multivitaminas/minerais	2	2	0	Junto com alimento
KRILL OIL Ácidos Graxos, Ômega 3	1	0	1	Junto com alimento
DIGEST PLUS Enzimas pancreáticas, Digestão intestinal	1	1		Somente nas principais refeições
BETAINE COMPLEX Ácido hidroclórico, Digestão estomacal	1	1	1	Somente nas principais refeições
HEPATO PLUS Fórmula fitoterápica para desintoxicação do fígado	1	1	1	Junto com alimento durante 15 a 30 dias
PARAFORM PLUS ONE Fórmula vegetal para desintoxicação de parasitas	1	1	1	Entre as refeições

MAGNÉSIO DIMALATO Amolece as pedras da vesícula	1	1	1	Com alimento por apenas 15 dias
HMD Quelante para desintoxicação de metais pesados	45 Gotas	45 Gotas	45 Gotas	Em um pouco de suco ou água
LAVAGE Remédio fitoterápico para drenagem	25 Gotas	25 Gotas	25 Gotas	Entre as refeições
LUGOL'S IODINE Alimenta a tireoide	2 Gotas	0	2 Gotas	Em um pouco de água ou na pele
WALNUT TINCTURE Fórmula fitoterápica para desintoxicação de parasitas	2 Colheres	0	0	
CHLORELLA Remove metais tóxicos da matriz e dos intestinos	2	0	2	Com alimento
Alpha LipoicAcid (ALA)/ Ácido Alfa Lipóico (ALA) Antioxidante solúvel em água e em gordura	1	0	1	Com alimento
SE HOUVER CONSTIPAÇÃO				
CONSFORM Fórmula fitoterápica para constipação	1	1	1	Com alimento

Capítulo 5:

A Dieta de Desintoxicação do Centro Da Vinci

Sugerimos que a pessoa coma somente frutas frescas, saladas, sucos de frutas naturais, verduras cozidas no vapor e sopas de legumes durante 15 dias consecutivos.

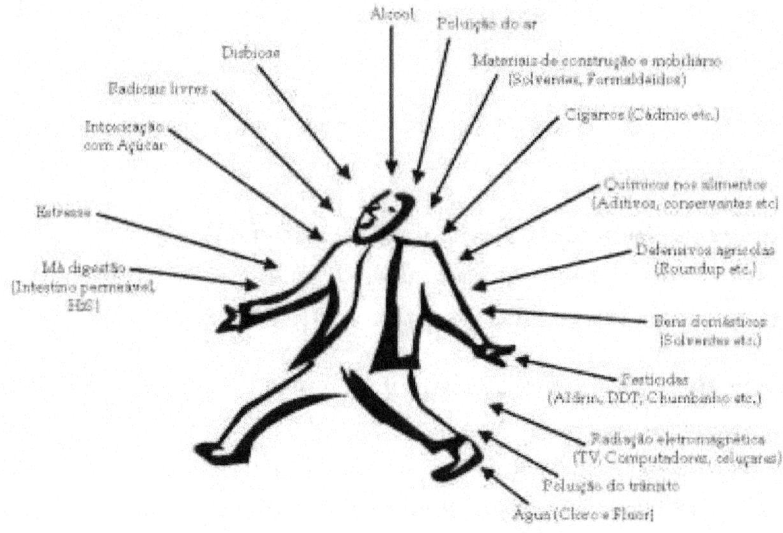

Estes são os alimentos permitidos durante a fase de desintoxicação, nenhuma outra família de alimentos é permitida. Você pode comer o quanto quiser dos alimentos permitidos, mas é melhor comer somente quando estiver com fome. Sempre lave todas as fruta e verduras em uma bacia de água com 4 ou 5 colheres de sopa de vinagre para ajudar a remover qualquer resíduo de pesticida ou herbicida. Em seguida enxágue com água limpa. Aqui estão os alimentos que você pode comer à vontade:

1. Saladas, use qualquer tipo de verduras frescas que você quiser, com qualquer combinação. Use verduras orgânicas quando disponível e inclua brotos de feijão quando você encontrar. Os acompanhamentos das saladas devem ser sempre simples, um pouco de óleo de oliva extra virgem com limão fresco ou vinagre de maçã. Acrescente bastante cebola fresca e alho, eles são muito desintoxicantes.

2. **Legumes cozidos no vapor**, coma qualquer variedade que você quiser, inclusive brócolis, couve-flor, batatas, beterrabas, cenouras etc. cozidos no vapor ao contrário da fervura, e coma com um pouco de sal marinho ou sal vegetal, limão e um pouco de óleo de oliva extra virgem, com alho em abundância.

3. **Sopas de legumes**, de todas as espécies, sem brócolis, as sopas de legumes são perfeitas.

4. **Vegetais refogados**, novamente, qualquer tipo de vegetal é perfeito, cozinhados nos seus próprios sucos usando uma Panela inox, de cerâmica ou de vidro (Nunca usar panelas de alumínio ou de teflon).

5. **Sucos de vegetais**, beber no mínimo 3 por dia, e tentar fazer o suco com pelo menos um terço do copo sendo de suco verde e cru (espinafre, salsa, repolho ou qualquer outra verdura), com um pedaço de beterraba, e finalizando com suco de cenoura. O suco de cenoura tem um grande efeito sobre o sistema digestivo, fornece energia, é uma

fonte importante de minerais, fomenta a eliminação normal, tem propriedades diuréticas e ajuda a construir tecidos, pele e dentes saudáveis.

6. Frutas frescas, escolha as frutas que você gosta e coma o quanto quiser, sempre que você quiser. Você pode começar o dia com 2 ou 3 pedaços de frutas, que são suaves para o sistema digestivo. Faça uma saborosa salada de frutas. Tente evitar sucos de frutas em exagero, pois os sucos podem alimentar demais a Candida, e se possível evite os sucos de frutas muito doces, pois esses sucos irão fornecer açúcar ao corpo muito rapidamente, o que novamente alimentará a Candida. Os abacates fornecem uma boa fonte de proteínas. Há enormes benefícios em adicionar frutas na dieta durante a desintoxicação devido às suas enzimas vivas e aos seus fitonutrientes, que são grandes limpadores do corpo. Lembre-se, não estamos tratando a Candida ainda, só ajudando o corpo a se limpar e a se preparar para o protocolo de 3 meses para a Candida.

7. Castanhas frescas, é geralmente saudável adicionar algumas castanhas frescas na dieta, tais como amêndoas e nozes.

8. Chás, alguns da sua escolha. A camomila é um bom relaxante; o anis estrelado e a hortelã são bons para o sistema digestivo; Kombucha, o chá de dente-de-leão é excelente para purificar o sangue, desintoxicar e estimular a função de fígado; o chá de sálvia é um excelente limpador do sangue; o chá de urtiga é excelente para expelir o fluido excessivo que está fora dos tecidos e é um maravilhoso limpador de todos os órgãos de desintoxicação. Beba o tanto quanto quiser, com uma pitada de mel, se você gostar.

O objetivo desta dieta é desintoxicar, retirar as toxinas das células de gordura e dos tecidos, bem como dos demais órgãos, para que o corpo possa voltar ao seu nível ótimo da funcionalidade.

Você também precisará beber pelo menos entre 8 a 10 copos de água mineral ou filtradapor dia para ajudar a expulsar as toxinas, isto é MUITO IMPORTANTE, então tome nota, por favor!

Quando se passarem os 15 dias, você deve continuar com a dieta acima mencionada por mais alguns dias, acrescentando suavemente um pouco de proteína como peixe fresco cozinhado no vapor ou grelhado, frango orgânico, vagens, ovos orgânicos fervidos levemente ou um pouco de queijo. Vá comendo a proteína aos poucos durante alguns dias, antes de voltar a comer normalmente, para não sobrecarregar o seu sistema digestivo.

Parasitas, metais pesados e outras toxinas

Como parte do processo de desintoxicação, o Centro Da Vinci também irá desintoxicar o corpo dos metais pesados, que podem ser facilmente identificados fazendo um exame através do cabelo, o mineralograma, como já foi mencionado anteriormente.

Um dos quelantes naturais mais pesquisados no mundo, que passou por ensaios duplos cegos e controlados com placebos, com um grupo de 350 pessoas é chamado de HMD™. Ele provou ser um quelante seguro para vários tipos diferentes de metais pesados, inclusive o urânio, que é um metal difícil de ser quelado. Foi inventado por mim mesmo e existem vários papéis científicos escritos e publicados em jornais revisados por pares, Pesquisa científica sobre os Quelantes naturais de metais pesados: Testando o que funcionae Quelantes Naturais de metais pesados: Eles realmente funcionam?

A doutora Hulda Clark, PhD., N. D., médica naturopata, trouxe a questão das doenças causadas por parasitas e outros tipos de toxicidades para os refletores nos últimos anos, tratando sobre este assunto detalhadamente em seu livro: "The cure for alldiseases, A cura de todas as doenças, tradução livre". A doutora Hulda descreve várias metodologias e procedimentos para limpar o corpo destas criaturas sórdidas. Verifique este questionário (no Apêndice) para verificar se você provavelmente tem uma contaminação por parasitas.

A limpeza fitoterápica dos parasitas

Existem algumas fórmulas fitoterápicas muito boas que foram projetadas para exterminar parasitas.

Uma destas fórmulas que eu mesmo criei e uso é a <u>PARAFORM PLUS ONE</u> (uma cápsula três vezes ao dia, entre as refeições). Ela contém uma quantidade de ervas anti-parasitas potentes que podem ser usadas inclusive por vegetarianos, tais como:

Magnésio caprilato

Canela em pó

Cravos em pó

Cogumelos Shiitake em pó

Extrato de alho em pó (10.000mg/g)

Glucomanano (95%)

Sementes de abóbora P E 4:1 (40%) (equivalente a 200mg de semente de abóbora em pó)

Raiz de chicória P.E 4:1 (equivalente a 120mg de raiz de chicória em pó)

Semente de toranja P.E 5:1 (equivalente a 100mg de semente de toranja em pó)

Extrato de pimenta Caiena 7:1 (equivalente a 100mg de pimenta Caiena em pó)

Semente de feno-grego P.E 4:1 (equivalente a 48mg de sementes de feno-grego em pó)

Extrato de folha de Oliva 15:1, Oleuropeína 6% (equivalente a 50mg de folha de oliva em pó)

Esta é uma fórmula poderosa que temos usado com bons resultados na nossa prática clínica, e vai muito bem quando combinada com a **PARAFORM TINCTURE**, outra potente erva antiparasitas, tomar 2 colheres de chá pela manhã em um pouco de água, pelo menos uma hora antes ou depois do café da manhã.

Dispositivos de bioressonância

Bem como as fórmulas fitoterápicas para exterminar os parasitas, recentemente eu acrescentei outros protocolos usando dispositivos de Bioressonância, pesquisados por cientistas russos que desenvolveram um dispositivo de Bioressonância potente, portátil e programável chamado de <u>DEVITA MINI AP</u>, ele passou por vários testes rigorosos realizados pelos russos que atestaram o seu êxito na erradicação de vários parasitas e microrganismos.

Eu tenho usado dispositivos de Bioressonância por muitos anos, mas a inovação dos dispositivos russos é que eles são portáteis, não maiores do que um telefone celular e podem ser programados para ressonar com parasitas individualmente e com outros micro-organismos. Também há o <u>DEVITA MINI RITM</u> que é usado para regular os sistemas de órgãos.

Se tomarmos como exemplo uma taça de cristal, ela tem a sua própria frequência ressoante, de aproximadamente 500 hertz. Se pudermos produzir um som na mesma frequência e mantivermos a taça na frente de uma caixa de som, então o vidro absorverá esta frequência e se quebrará. Este é o fenômeno da RESSONÂNCIA.

Da mesma forma, os micróbios também têm as suas próprias frequências ressoantes, se pudermos reproduzir estas frequências então os micróbios absorverão esta energia e morrerão. Você pode ver este acontecimento no vídeo abaixo, com as frequências matando um parasita.

O tratamento com os dispositivos é baseado nos princípios da Bioressonância. Eles são o mais próximo que podemos chegar ao Juramento de Hipócrates que diz: "Não cause danos" quando estiver tratando pessoas. Estes dispositivos suaves fazem exatamente isto, eles podem curar sem serem invasivos nem causar efeitos colaterais.

Assista a uma apresentação feita em uma conferência internacional que está no YouTube sobre "Alternativas para os Antibióticos".

https://youtu.be/bYcvs4blUq8

Os dispositivos também têm a aprovação do Ministério da Saúde da Rússia, bem como do de Israel e da Alemanha, onde são atualmente fabricados, com a aprovação da CE (Comunidade Europeia) como dispositivos de bem-estar. Estes dispositivos também têm patentes em 73 países diferentes bem como mais de 117 estudos de pesquisas científicas que os apoiam durante os últimos 20 anos, veja em www.deta-elis-uk.com.

Os segredos para o sucesso

É da minha opinião que, se alguém quiser ter sucesso na erradicação da Candida, deve exterminar o agente patogênico usando remédios antifúngicos naturais, enquanto deve, ao mesmo tempo,limpar o ambiente interno.

Uma chave essencial para o êxito é o importante passo de converter a forma micelial patogênica de volta à forma de fungo normal da Candida, esse é um **passo crucialmente importante** muitas vezesnegligenciado por muitos profissionais da medicina natural. Os únicos remédios que podem fazer isto com sucesso são os remédios isopáticos antifúngicos Sanum, que foram criados pelo professor Enderlein depois de muitos anos de experimentação usando a microscopia de campo escuro.

Atualmente muitos profissionais acreditam que uma medida intermediária antes de empreender qualquer tratamento deve ser um protocolo para o crescimento excessivo da Candida; isto traz riscos e despesas tão pequenos, que deveria ser considerado em qualquer doença crônica.

Um teste clínico que uma pessoa pode fazer é evitar certos alimentos durante cinco dias, por serem alimentos conhecidos por facilitar o crescimento do fungo. Entre esses alimentos destacamos os seguintes:

• **AÇÚCAR** e **CARBOIDRATOS SIMPLES (REFINADOS)** tais como os encontrados em toda comida adocicada inclusive mel, melaço, sorgo, xarope de bordo, açúcar, frutose, maltose, dextrose, xarope de milho, etc.

• **PRODUTOS COM LEVEDURAS** como cerveja, vinho, pão fermentado, vitaminas B naturais, levedo de cerveja.

• **COMIDA FERMENTADA** e **MOFADA** como cogumelos, queijo, vinagre, mostarda, ketchup, relish e outros condimentos feitos com vinagre.

Depois de evitar estes alimentos por 5 dias, tente acrescentá-los na dieta em grandes quantidades. Observando como a pessoa se sentia enquanto evitava estes alimentos, em comparação com qualquer efeito adverso que surja quando voltar a comer estes alimentos, isso pode dar uma pista quanto a qualquer envolvimento possível do fungo como um fator causativo de qualquer sintoma adverso.

Se os sintomas adversos forem provocados pelo retorno da comida carregada com fungo, o seu terapeuta pode acreditar que existe pelo menos uma possível razão para suspeitar do crescimento excessivo da Candida, e então poderá decidir por uma ação mais definitiva.

Este pode não ser o melhor método e pessoalmente eu não o uso, eu usarei o VRT Bioresonancescreening e o ART para determinar se existe Candidíase patogênica, confirmada pelos sinais e sintomas e pelo questionário do doutor Crook. No entanto, se você não for um profissional com experiência em Bioressonância ou que usa alguma outra forma de teste de ANS, então talvez esta seja uma boa forma para começar.

Sintomas da desintoxicação:"A crise curativa"

Quando o corpo se desintoxica ele passa por várias mudanças bioquímicas e fisiológicas. Geralmente, no primeiro dia do jejum, o nível de açúcar no sangue provavelmente cairá para cerda de 65 a 70mg/dl. O fígado imediatamente compensará convertendo o glicogênio em glicose e lançando-o no sangue. Depois de algumas horas, a taxa metabólica basal provavelmente cairá para conservar a energia. Isto significa que o coração, o pulso e a pressão de sangue cairão. Mais glicogênio pode ser retirado dos músculos, causando alguma fraqueza.

À medida que o corpo necessita de mais energia, alguns ácidos graxos e algumas células de gordura se rompem para liberar o glicerol das moléculas de glicerídeos para que possam ser convertidos em glicose. Você pode notar que a pele vai ficando mais oleosa à medida que estes ácidos graxos e o glicerol vão aumentando no sangue. A pele é um dos maiores órgãos de desintoxicação, portanto podem surgir alguns problemas na pele como bolhas, espinhas, acnes ou pequenos furúnculos vaginais, isto ocorre porque todas as partes do corpo estão tentando se limpar. A cor de rosto pode ficar pálida durante um oudois dias à medida que os resíduos se acumulam no sangue. A oxidação incompleta das gorduras pode resultar na formação de cetonas, resultando em cetoacidose. Combinado com altos níveis da ureia que resulta do metabolismo das proteínas, este estado pode causar uma grande quantidade de sintomas que podem suprimir o apetite, afetando o centro de saciedade no hipotálamo. Normalmente isso leva alguns dias para acontecer e você pode notar a diminuição gradual do apetite. Podem aparecer dores em articulações diferentes ou em órgãos como os pulmões. Pode haver um montante considerável de muco amarelo sendo expelido pela garganta. Os seios nasais também podem começar a se limpar com mais muco sendo expelido.

Dado que o corpo está expulsando estas toxinas rapidamente durante os primeiros dias do processo de desintoxicação, não devemos nos surpreender com o surgimento de algumas modificações nos nossos corpos que podem causar certos sintomas. Inicialmente, durante os primeiros 2 ou 3 dias, estes sintomas podem ser um pouco desagradáveis, ENTÃOFIQUE ATENTO! Muitas pessoas terão dores de cabeça, nervosismo, diarreia, estômago irritado, falta de energia, língua branca (Língua coberta com um tecido branco), halitose (mau hálito), bem como acnes ou outras bolhas na pele, uma sensação geral de mal-estar, incontinência urinária devido às toxinas que irritama bexiga, e mais, alguns dos seus sintomas existentes podem ser exacerbados. Quando os resíduos tóxicos entram na corrente sanguínea eles afetam a mente e as funções do corpo.

Estes sintomas podem ser desagradáveis nos primeiros dias, mas eles são uma parte NORMAL do processo de desintoxicação; na medicina natural chamamos isto de CRISE CURATIVA ou REAÇÃO DE HERXHEIMER. Todos estes sintomas indicam que a DESINTOXICAÇÃO ESTÁ FUNCIONANDO! Esta é uma crise temporária e passageira, ela passará, então seja forte, não se preocupe efique tranquilo, pois não há nada de errado com você, a não ser o fato de que você está lotado de toxinas.

Sempre houve algo errado com você, e agora você está fazendo algo a respeito, você está revertendo um processo tóxico ao qual o seu corpo se acostumou, mas que não é saudável. Se for um usuário de café, então os sintomas serão mais pronunciados, pois o seu corpo estará em um estado de abstinência. Sim, o café é uma droga, e quando para de tomar ele, você entra em abstinência,significando que o seu corpo começará a pedir uma dose do que ele está viciado. Quando não consegue, então ele grita por ele mais e mais alto, normalmente na forma de dores de cabeça, enxaquecas, dores musculares, fraqueza generalizada e falta de concentração.

Suportar uma crise curativa é a parte mais difícil do processo de cura. Para deixar de se sentir mal, a maior parte das pessoas querem comer, mas não devemos comer durante a crise curativa. O corpo está sobrecarregado com o trabalho de retirar as toxinas. A Digestão faz tudo ficar inda pior. Beber um ou dois copos de água com bicarbonato de sódio, uma colher de chá em cada copo, duas vezes por dia, ajudará a neutralizar a cetoacidose.

Os passeios rápidos são comuns, o "fundo do poço" é quando o corpo está se limpando de forma vigorosa e o sangue fica inundado com toxinas que lhe fazem se sentir para baixo, mal-humorado, deprimido, doente, como tendo um péssimo resfriado. Você se sente débil e letárgico. A mente racionaliza: "Me sinto horrível: isto não deve estar funcionando". Você pode manter uma rotina normal de trabalho, mas vai precisar de muita força de vontade e determinação. Também ajuda saber que quanto maior for o período para baixo, maior deverá ser o jejum.

Fases da Desintoxicação

Há muita coisa acontecendo no corpo durante o processo de desintoxicação, a maior parte do trabalho acontece no maior órgão de desintoxicação do corpo, o fígado. As fases da desintoxicação no fígado compõem-se de duas fases, conhecidas como Fase I e Fase II. Nestas fases as toxinas vão, progressivamente, sendo transformadas bioquimicamente em substâncias mais solúveis em água por uma série de reações químicas para que possam ser excretadas pelo corpo.

Os suplementos que ajudam as vias de Desintoxicação

Alguns nutrientes necessários para o funcionamento apropriado das vias de desintoxicação já foram mencionados anteriormente. Apenas repetindo, é fortemente recomendado que você beba pelo menos 10 copos grandes de água mineral ou filtrada diariamente (aproximadamente 2 litros), para que o corpo possa expulsar as toxinas mais rapidamente. Também é sábio tomar um complexo de vitaminas como o HMD MULTIS que formulamos e testamos clinicamente, para ajudar a otimizar os níveis de vitaminas e minerais, que são a matéria prima crucial para muitos caminhos de desintoxicação do corpo. Se certifique de escolher um complexo com altos níveis de vitaminas e minerais, não somente os níveis RDA (RecommendedDietaryAllowance, Quantidade Diária Recomendada).

Tomar entre 1 e 2 gramas de Vitamina C diariamente durante o processo de desintoxicação também ajudará a absorver certas toxinas, bem como ajudará o sistema imunológico a enfrentar uma carga pesada de toxinas das quais ele terá que se livrar. Normalmente recomendo um complexo de Cálcio/Magnésio Ascorbato, o VITAMIN C BLEND em pó, que é uma forma alcalina da vitamina C e é muito mais suave no estômago e nos intestinos do que o ácido ascórbico puro. Elas vêm encapsuladas por que muitas pessoas preferem as cápsulas ao pó, mas você pode abrir as cápsulas e jogar o seu conteúdo em algum suco, duas cápsulas são equivalentes a aproximadamente 2 gramas.

Também existem ervas que você pode tomar e que podem ajudar a regular as vias de desintoxicação do fígado e dos rins, como o complexo que formulamos e tem funcionado bem na minha prática clínica, chamado HEPATO PLUS. Tome uma cápsula três vezes ao dia junto com as refeições; veja a seguir os ingredientes em cada cápsula:

Cada cápsula contém:

• Extrato de alcachofra (40:1), 2.5% cynarin (equivalente a 4800mg de alcachofra fresca)

• Salsa em pó

• Extrato de beterraba (5:1) (equivalente a 400mg de beterraba fresca em pó)

• Cúrcuma em pó (Curcumina 95%)

• Extrato de raiz de bardana (5:1) (equivalente a 200mg de raiz de bardana fresca)

• Extrato de semente de funcho (4:1) (equivalente a 120mg de semente de funcho fresca em pó)

• Extrato de raiz de dente-de-leão (4:1) (equivalente a 100mg de raiz dente-de-leão fresca em pó)

• Extrato de raiz de alcaçuz (5:1) (equivalente a 100mg de raiz de alcaçuz fresca)

• N-acetil L-cisteína

• Ácido Alfa Lipóico (ALA)

• Extrato de alho (preto e envelhecido) (100:1) (equivalente a 500mg de alho fresco em pó)

• Gengibre em pó

• Pimenta Caiena (Capicum Frutescens) extrato (8:1) (equivalente a 30mg de pimenta caiena fresca em pó).

Os ingredientes fitoterápicos concentrados ativos desta fórmula baseada em alimentos ajudam a limpar o fígado e a vesícula biliar congestionada, além de favorecer a regeneração e a proteção celular.

Foi formulada para estimular, excretar, limpar e proteger estes dois órgãos importantes. Se você acha que o cardo mariano funciona bem, esta fórmula "bombardeará" a congestão interna e as toxinas.

Quando existe uma história de constipação, também usamos uma fórmula fitoterápica chamada COLFORM.

O <u>COLFORM</u> é um fitoterápico bem conhecido, usado para limpar o cólon e dar suporte aos intestinos simultaneamente, baseada em uma fórmula desenvolvida pelo mestre fito-terapeuta, o doutor John R. Christopher.

Popular entre os hidroterapeutas relativos ao cólon, o <u>COLFORM</u> contém uma variedade de ingredientes fitoterápicos ativos que ajudam a limpar o tubo digestivo, amolecendo as fezes ressecadas, estimulando o fígado e melhorando os movimentos peristálticos. Isto, por sua vez, ajuda a produzir movimentos no intestino e a expelir camadas de muco envelhecido e matéria fecal incrustada que pode ter se acumulado ao longo do tempo.

Ele atua suavemente para limpar, estimular e harmonizar as paredes dos intestinos, levando os intestinos a funcionarem e a fazer seus movimentos sem ajuda.

Em casos semelhantes, usamos outra fórmula que também é muito boa em ajudar a equilibrar a disbiose intestinal chamada OXYGUT.

A OXYGUT é uma fórmula potente, porém suave, não viciante, com nutrientes especificamente selecionados para contribuir para umaumento do volume fecal e restaurar as funções normais dos intestinos.

A OXYGUT Contém: peróxido de magnésio, óxido de magnésio, hidróxido de magnésio, fibras de beterraba, ácido ascórbico (Vitamina C), ácido cítrico, bioflavonóides cítricos, vinagre de maçã em pó (um digestivo natural) FOS (prebiótico); ingredientes projetados para apoiar as ações de 'oxigenação' do magnésio, bem como regulação digestiva. É uma abordagem natural de apoio à saúde dos intestinos de longo prazo e ideal como parte do programa de limpeza e desintoxicação, tome 2 cápsulas com o estômago vazio, uma ou duas vezes por dia, mas pode tentar aumentar esta dose para 3 cápsulas duas vezes por dia, se esta for uma dosagem confortável para você.

Outro produto que usamos é uma tintura fitoterápica, que é formulada como um remédio de drenagem chamadaHMD™ LAVAGE.

Uma coisa é a MOBILIZAÇÃO das toxinas do corpo, outra é a ELIMINAÇÃO delas, isto necessita órgãos de desintoxicação eficientes, e é por isso que os REMÉDIOS DRENADORES são tão importantes quanto os remédios de desintoxicação que mobilizam as toxinas, mas não necessariamente facilitam a sua remoção.

Os remédios fitoterápicos de drenagem são formulados especificamente para abrir os órgãos de desintoxicação e auxiliarem os rins e o fígado durante o processo de limpeza. Eles vão ajudar o seu corpo a eliminar os metais pesados e as toxinas de forma mais rápida e eficientemente. O HMD™ LAVAGE é antibiótico e anti-inflamatório, bem como um potente antioxidante especificamente formulado para uma desintoxicação completa. A dosagem para adultos: 25 comprimidos 3x por dia, com um pouco de água, entre as refeições.

Aproveite o processo de desintoxicação

Aproveite o processo de desintoxicação e use esse tempo para descansar, em particular durante os primeiros dias. É por isso que recomendamos começar sempre na sexta-feira, dado que terá todo o fim de semana em casa para se organizar e descansar quando precisar.

Praticar algum exercício pesado durante este período inicial pode ser difícil devido ao cansaço causado pelas próprias toxinas, então não há necessidade de forçar a barra. Possivelmente uma caminhada de 20 a 30 minutos com um amigo ou um ente querido em um parque ao ar livre será muito melhor. Procure conservar os seus níveis de energia para o processo de desintoxicação. Em circunstâncias normais, o corpo usa 80% da sua energia para a desintoxicação, o que já é uma quantidade significativa, e isto aumentará durante os 15 dias do programa de desintoxicação intensivo. Tendo dito isto, muitas pessoas que têm os órgãos de desintoxicação mais eficientes e que não estejam muito congestionados, geralmente podem fazer exercícios mais vigoroso e se sentirem bem. Devemos sempre fazer exercícios, mas não há necessidade de forçar ou exagerar durante o processo de desintoxicação se o seu corpo não estiver correspondendo adequadamente,ele estiver lhe dizendo o contrário.

A boa notícia

A boa notícia é que depois da crise curativa VOCÊ SE SENTIRÁ MUITO MELHOR. Esta é literalmente uma garantia que eu lhe dou pessoalmente, pois testemunhei isto centenas de vezes com os meus pacientes, bem como experimentei eu mesmo. Eu pessoalmente desintoxico meu corpo duas vezes por ano durante 15 dias cada, e mais 7 dias no verão quando as frutas e os sucos são abundantes aqui no Chipre.

EU SEI como é quando o seu corpo começa a se livrar das toxinas e você passa pela crise curativa, a mente fica clara como cristal, com maior concentração, os níveis de energia ficam mais altos, você tem um sono melhor, fica mais calmo, em um estado mais reflexivo, com maior consciência do seu próprio ambiente, a digestão melhora, a constipação melhora, as dores no corpo diminuem ou desaparecem, a artrite melhora, os pulmões e a garganta ficam limpos, o tom e a cor da pele ficam muito melhores; eu tive muitos clientes que reduziram e até mesmo deixaram de fumar, pois o corpo fica muito rebelde durante o programa de desintoxicação.

Estes são todos os benefícios que você vai ter, então SIGA FIRME COM O PROGRAMA e alcance uma SAÚDE EXCELENTE. Uma vez que você experimentar este estado de saúde excelente, você vai se perguntar como que você conseguia viver quando tinha uma saúde moderada, como a maioria das pessoas que andam atualmente pelo planeta? A Dieta de Desintoxicação Alcalina é um dos passos mais positivos que você pode tomar, você deve observar e aproveitar o processo, se trate durante 15 dias, coma o tanto que quiser, sempre que quiser dos alimentos que lhe são permitidos durante a desintoxicação.

Antes deiniciar o programa de desintoxicação

Existem algumas condições que excluem algumas pessoas de fazer o programa de desintoxicação, e você não deve insistir caso se encaixe em alguma das seguintes situações:

• Se estiver grávida, as toxinas espalhadas durante o processo de desintoxicação podem prejudicar o embrião, pois a capacidade de desintoxicação do embrião é limitada devido à pouca funcionalidade dos seus órgãos, produzida pelo seu estágio de desenvolvimento.

• Se estiver amamentando, as toxinas espalhadas no sangue da mãe viajarão até o leite, portanto o bebê irá tomar uma dose de leite tóxicoque não o ajudará de modo algum. Espere até que o bebê seja desmamado do peito e só então você poderá começar a se alimentar saudavelmente.

• Se você tiver fazendo algum tratamento para uma doença ou uma condição como o diabetes ou problemas cardíacos sem supervisão especializada. É importante que o seu médico ou o seu terapeuta saiba o que você anda fazendo. Com os diabéticos, por exemplo, é possível que a pessoa entre em um episódio de hipoglicemia, situação na qual os seus níveis de açúcar no sangue caem abaixo do normal, devido a uma maior produção de insulina pelo pâncreas. Vi isto acontecer várias vezes, quando o pâncreas começa a se limpar das toxinas, ele começa a funcionar melhor, portanto, pode começar a produzir mais insulina do que antes, resultando em uma redução súbita dos níveis de açúcar no sangue. Isto é perfeito quando o médico sabe o que está acontecendo e pode ajustar a dosagem das drogas para a nova realidade do paciente.

• Se você está se recuperando de uma doença séria sem supervisão médica ou terapêutica especializada, se você estiver se recuperando de um câncer, algum tipo de cirurgia, algum acidente ou outra doença séria, então deverá ser extremamente cauteloso ao se desintoxicar sozinho, pois as toxinas espalhadas pelo corpo podem prejudicar o processo de recuperação e o período da convalescença. Procure a orientação de um profissional de saúde que tenha experiência em desintoxicação. É inútil perguntar a um profissional que não tenha nenhuma ideia sobre desintoxicação, pois o máximo que ele irá lhe fornecer será, provavelmente, informações negativas, frutos da mais pura ignorância. Busque a ajuda de um profissional experiente neste assunto e saiba que não são muitos os médicos com estudos sobre os processos de desintoxicação, nem tão pouco tem experiência sobre o assunto. Só alguns poucos têm esse conhecimento, então não o tome como garantia de conhecimento apenas o fato de serem médicos.

• Se você estiver tomando qualquer medicação receitada, prescrita ou está se automedicando, novamente, as toxinas misturadas com as drogas podem exacerbar a crise curativa e causar mais sintomas do que o necessário.

• Se você não se sente pronto neste momento para começar, o programa de desintoxicação realmente necessita de um pouco de disciplina e de organização, assim não se ajustaria a uma pessoa que viaja continuamente, quem come fora constantemente em reuniões de negócios, ou quem está passando por um momento de muito estresse devido a problemas maritais, domésticos ou profissionais. Temos de nos preparar psicológica e emocionalmente antes de começar. Se você sentir que esta não é a hora certa para você, então adie para outro momento quando as situações forem mais favoráveis.

Preparação para a Desintoxicação

Não é difícil se preparar para a desintoxicação, nem tão pouco é caro, mas deve ser feito algum tempo ANTES que você decida começar. Há algumas coisas que você precisará ter em mãos antes que comece.

Abaixo tem uma lista de conferência das coisas essenciais que você precisará ter:

• Um grande estoque de verduras frescas e frutas da estação, mantenha na geladeira para permanecerem frescas. Se você tiver acesso a FRUTAS e VERDURASORGÂNICAS, então esta deve ser, obviamente, a sua primeira escolha. Os orgânicos são produzidos livres de pesticidas e fertilizantes químicos que são perigosos para o corpo, mas também são mais ricos em nutrimentos devido aos fertilizantes orgânicos que são utilizados. Um médico famoso, o doutor Gerson, disse que 'o solo é o nosso segundo metabolismo'. O que ele quis dizer com esta afirmação profunda foi que a qualidade nutritiva do solo aonde os nossos alimentos são cultivados vai determinar a qualidade do nosso funcionamento corpóreo, ou seja, do nosso metabolismo. Osprodutos orgânicos são 'nutridos' corretamente, com os minerais, os microminerais e as vitaminas que os nossos corpos necessitam para funcionar corretamente. Eu sinceramente lamento não ter uma provisão constante de produtos orgânicos à minha disposição aqui no Chipre, onde moro e trabalho, mas infelizmente, ainda não temos uma consciência sobre a saúde ao nível de nação, para começarmos a criar grandes fazendas de produtos orgânicos.

• Uma boa garrafa térmica, você pode usar ela para transportar sucos de frutas e de vegetais frescos, de casa para o trabalho e vice e versa. É importante lembrar, contudo, que as enzimas vivas e a energia vital nos sucos naturais têm um tempo de vida de APENAS TRÊS HORAS. Deste modo, é crucial que você tome o suco dentro destas 3 horas, e tente manter o suco o mais fresco possível, o calor pode destruir estas enzimas que são muito vulneráveis. Você também pode usar a garrafa para transportar os chás fitoterápicos, quentes ou frios (com cubos de gelo) se desejar.

• Uma boa centrífuga, existem muitos tipos diferentes de centrífugas no mercado, e é uma verdadeira ciência escolher uma boa. A maioria das centrífugas disponíveis no mercado para uso doméstico é muito simples. Quando você for comprar a sua procure uma que valha a pena ser comprada, pois o investimento que você vai fazer com o seu dinheiro lhe dará retorno em forma de saúde durante vários anos de sua vida. Existem muitos modelos mais baratos que provavelmente durarão um ano ou menos, então selecione cuidadosamente. Você poderá comprar uma boa centrífuga por volta dos R$600,00, mas se você puder pagar por um modelo top de linha, fique à vontade, normalmente os modelos melhores conseguem extrair mais sucos do que os inferiores. Você pode ainda importar uma Juicer, uma máquina de fazer suco que mastiga, mói o fruto, verdura ou legume em uma pasta antes de girar em alta velocidade, para enfim espremer o suco por um jogo de tela no fundo da Juicer. Esses modelos conseguem extrair até 50% mais suco do que uma centrífuga normal, mas pode custar até 5 vezes mais, ficando a seu critério a decisão sobre qual modelo comprar.

• Uma panela a vapor, de Inox (aço inoxidável) ou Bambu, uma panela do tipo que você coloca sobre uma panela de água fervente para cozinhar legumes e verduras no vapor. Cozinhar no vapor é de longe preferível a cozinhar na fervura, quando as verduras e os legumes são fervidos na água perdem minerais como potássio, que é crucial para a saúde. O cozimento das verduras e legumes no vapor reduz as perdas destes minerais importantes.

• Óleo de oliva extra virgem, este óleo é extraído usando um método de prensa a frio, com azeitonas inteiras, maduras, não danificadas. É produzido sem calor e não é refinado, em comparação com os óleos de oliva que não são virgem nem extra virgem. Ele ainda contém muitos dos fatores naturais únicos das azeitonas, que normalmente se perdem pela desmucilagem, pelo refinamento, pelo clareamento e pela desodorização. Os óleos de oliva extra virgem não sofrem perdas nutritivas e nem modificações moleculares que afetariam negativamente a saúde humana. Escolha sempre este óleo ao invés daqueles que não têm a palavra 'virgem' ou 'extra virgem' na etiqueta.

• Alho fresco, tenha bastante alho fresco à mão, é muito sábio comer um dente de alho por dia, pois um dente de alho contém mais de 200 compostos químicos, a maioria deles possuindo propriedades terapêuticas. Tomar suco de salsa fresca com limão ou mastigar um cravo inteiro pode ajudar a neutralizar o odor de alho no hálito. O alho pode inibir e matar bactérias, fungos e parasitas; baixar a pressão arterial, estabilizar o colesterol e o açúcar no sangue; prevenir a coagulação sanguínea, protege o fígado e contém propriedades antitumorais. Também pode fortalecer o sistema imunológico para combater potenciais doenças e manter a saúde.

Com todo respeito à desintoxicação, que é o que particularmente nos interessa aqui, o alho pode estimular o sistema linfático, o que acelera a remoção dos resíduos do corpo. Entrementes, pode nutrir a maioria dos órgãos como o coração, o estômago, a circulação sanguínea e os pulmões, bem como proteger as células de danos por radicais livres (moléculas que prejudicam o corpo). Os elementos de Enxofre contidos no alho também ajudam a estimular certos sistemas de enzimas que são benéficos para a desintoxicação, como as vias da glutationa no fígado, que ajudam a retirar toxinas do corpo, vai haver muitas delas passando pelo fígado durante os próximos 15 dias. Deste modo, agora você entende porque o alho é tão importante, é uma das verdadeiras maravilhas da natureza, e não posso entender porque algumas pessoas o rejeitam por causa do seu odor, enquanto aceitam tantos outros cheiros repugnantes, como fumantes, que cheiram como cinzeiros!

• Uma escova feita de fibra natural ou uma bucha vegetal, será usada para ESFOLIAR A PELE (ver detalhes mais adiante).

• Água, precisará de uma grande quantidade de água mineral ou filtrada durante o processo de desintoxicação. Sugiro que beba pelo menos 10 copos (2 litros) diariamente, isto pode significar ter sempre um copo de água por perto tanto em casa quanto no local, sempre cheio e pronto para ser bebido. Você vai se surpreender com quantos copos pode beber em um dia se fizer isto sistematicamente. Realmente é uma questão de hábito, mas o que eu descobri é que se você não tiver água disponível por perto, não se lembrará de beber. A água é absolutamente crucial para a desintoxicação, pois ela é parte do processo de excreção, para capturar as toxinas que são espalhadas no corpo pelas células. Depois de muita pesquisa sobre os filtros de água, eu pessoalmente escolhi como ideal as unidades com carvão ativado que fazem osmose reversa, existem várias empresas que fornecem esses filtros, inclusive, você pode escolher entre os modelos simples eos que são mais completos, com água gelada e natural. O filtro de osmose reversa eliminará literalmente tudo desde o cloro, flúor, metais pesados, resíduos de pesticida até microrganismos, resultando em uma água muito limpa com a qual você pode cozinhar e beber, veremos sobre isso mais adiante.

• Vinagre de maçã ou limões frescos, qual você irá é uma questão de gosto, mas ambos são condimentos excelentes e saudáveis. O vinagre de maçã, feito obviamente de maçãs, é muito rico em potássio, um mineral necessário para todas as células durante o metabolismo. Em seu livro, 'CiderVinegar, Vinagre de Cidra, Tradução livre', Cyril Scott fala sobre como o vinagre de maçã pode ajudar as pessoas com sobrepeso, citando diversos casos. Ele recomenda duas colheres de chá de vinagre de maçã em um gole de água, logo pela manhã bem cedo, ao acordar. Exatamente como ele funciona é um enigma, mas mesmo se não funcionar para a perda de peso, certamente ajudará a limpar e a

---

alcalinizar o sangue, que normalmente está ácido na maioria das pessoas.

• Chás, existe uma grande quantidade de chás fitoterápicos que você pode beber a cada dia durante todo o programa de desintoxicação. O chá verde é excelente, e à parte de ser rico em vitamina A, E, C, cálcio e ferro, contém também os fitonutrientes saudáveis chamados Galatos de Epigalocatequinas (EGCG), que inibem o crescimento do câncer e abaixa os níveis de colesterol. O 'café' de dente-de-leão, que na verdade é um chá feito com a raiz torrada do dente-de-leão, também é excelente, pois esta erva purifica o sangue, ela desintoxica e estimula as funções do fígado além de ser um diurético natural. É bom tomar chás que drenam e ajudam os órgãos de desintoxicação a se livrarem das toxinas. Outro chá excelente é o de urtiga, que ajuda a expelir o excesso de fluidos para fora dos tecidos e ajuda o metabolismo aumentando a eliminação pelos rins. Outros chás ótimos são o de camomila, de hortelã-pimenta, rosehip, cassis ou groselheira-preta, florde sabugueiro, morango e melissa. Você pode encontrar a maioria destes chás em boas lojas de produtos naturais, farmácias homeopáticas e até em alguns supermercados, em sachês ou a granel.

Principais centros de desintoxicação do corpo

As toxinas serão excretadas pelos quatro principais centros de desintoxicação do corpo, quanto mais você ajudar a abrir estas vias de desintoxicação, menos sintomas de desintoxicação você terá. Os principais órgãos/centros de desintoxicação do corpo são:

1. A pele, excreta as toxinas como DDT, metais pesados e chumbo pelo suor. A esfoliação da pele e as saunas a vapor, bem como saunas infravermelhas, são bons modos de abrir os poros da pele para liberar as toxinas.

2. O fígado, filtra o sangue para limpá-lo das bactérias; secreta a bílis para limpar o sangue do colesterol, dos restos de hemoglobinas destruídas e do excesso de cálcio. Também se livra dos medicamentos receitados como as anfetaminas (benzedrinas), digitalis, nicotina, sulfonamida, paracetamol (Panadol), morfina e diazepam. Existem boas ervas para abrir as vias de desintoxicação no fígado como o dente de leão (Taraxacumofficinale), cardo mariano (Silybummarianum), chá verde (Camelliasinensis), Alcachofra (Cynarascolymus), Metionina, Acetilcisteína, Ácido alpha lipóico e outros. A fórmula fitoterápica já mencionada tem a maioria destes produtos e se chama HEPATO PLUS.

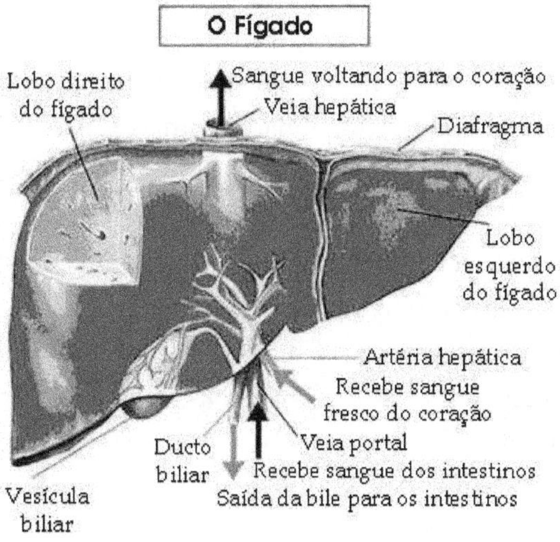

Enzimas alimentares e desintoxicação

Para poder retirar os sedimentos e os resíduos perigosos das células e dos tecidos do corpo, é importante você ingerir um alimento rico em enzimas vivas como frutas e verduras, bem como os seus sucos, tudo bem fresco. Estas são substâncias catalíticas dinâmicas que têm o poder de quebrar os resíduos gordurosos que obstinadamente aderem às suas células de gordura e lavá-los para fora do corpo. As enzimas da comida esfregam as suas células para limpá-las, deixando-as mais magras, o que consequentemente irá emagrecer você também.

Através da mastigação existe uma via única de desintoxicação dos sedimentos das membranas mucosas do trato gastrintestinal (GI). Sempre que mastigamos, uma enzima chamada urogastrona é liberada, essa enzima pode ajudar a digerir os sedimentos nas membranas mucosas e ainda fazer um revestimento protetor para o trato gastrointestinal (GI) contra erosão.

Inicialmente, os cientistas pensavam que as enzimas eram produtos químicos mortos que simplesmente atuavam como catalisadores, fazendo com que as coisas funcionassem mais rápido. Desde então, os trabalhos de pessoas como o doutor Edward Howell: 'Enzymenutrition, Nutrição enzimática, tradução livre', e Anthony Cichoke: 'EnzymesandEnzymeTherapy, Enzimas e Terapia Enzimática, tradução livre', mostraram que as enzimas de fato estão muito vivas e têm muita energia potencial armazenada. Como o doutor Howell afirma no seu livro, "São transportadoras de proteínas carregadas com fatores de energia vital, exatamente como a bateria do seu carro se compõe de chapas metálicas carregadas de energia elétrica".

Estas enzimas ajudam a digerir a sua comida, levar os nutrientes para a sua corrente sanguínea e espalhar os nutrientes para cada parte do seu corpo. Sem as enzimas não haveria vida! Estas enzimas vivas com sua energia vital só vêm dos alimentos crus, vivos e dos seus sucos. Uma vez que uma boa saúde depende de todas as enzimas metabólicas fazendo um excelente trabalho, devemos nos assegurar de que nada interfira com o corpo produzindo muitas delas.

Um dos problemas para se manter um bom nível destas enzimas é que elas são muito sensíveis ao calor, são intolerantes ao calor. Se a água estiver quente o bastante para ser desconfortável para a mão, vai prejudicar as enzimas nos alimentos. Quase todos os alimentos que comemos são cozidos, a maioria é cozida até matar todas as enzimas! Os alimentos cozidos são deficientes em enzimas com energia vital. Isto significa que você também é deficiente nestas enzimas, o que levará a uma metabolização incompleta dos alimentos (que serão acumulados como lixo no seu tecido adiposo), lhe causando sobre peso.

Por isso, é crucialmente importante atacar o lixo acumulado na sua massa de tecido adiposo. Então, como adquirimos uma boa fonte de enzimas vivas? Comendo alimentos vivos e crus.

Se houver problemas digestivos como distensão intestinal, inchaço abdominal, flatulência, gases ou dores após as refeições, seria salutar suplementar uma enzima digestiva junto com a sua comida. Você irá perceber que à medida que a sua comida é digerida, o seu inchaço abdominal será coisa do passado em um período de 15 a 20 dias, mas deverá seguir tomando as enzimas digestivas por pelo menos 3 meses.

Se houver também uma dificuldade para digerir proteínas concentradas como carne e vagens, então esta será uma clara indicação de hipocloridria ou uma produção insuficiente de ácido hidroclórico pelo estômago. Isto causará o inchaço abdominal, uma sensação de peso depois de comer alimento com proteína que durará muitas horas. Isto acontece porque o estômago tem de guardar a comida lá durante muitas horas para poder digeri-la corretamente e provavelmente acontecerá fermentação, e os gases serão expelidos pela boca. Neste caso, também precisará tomar cápsulas de Cloridrato de Betaína e cápsulas de Pepsina junto com as refeições.

A teoria da Autointoxicação

Existe a suspeita inelutável de que um intestino estagnado cheio de matéria em putrefação pode vazar e se tornar uma fonte de infecção para todo o restante do corpo, isto foi primeiramente sugerido pelos antigos egípcios. No século 19 isto ficou conhecido como "A Teoria da autointoxicação, autoenvenenamento, pelos próprios resíduos retidos e armazenados". Esta ideia foi entusiasticamente aceita por cada geração seguinte. E uma das principais causas é a constipação.

A Constipação

A constipação fez mais para prover a profissão da saúde com uma solução óbvia para doenças sem diagnósticos do que qualquer outro sintoma simples. É Definida como 'A passagem difícil ou inconstante das fezes' e está associada com a presença de fezes secas e endurecidas.

A constipação é um passatempo nacional e os intestinos presos são mais comuns atualmente do que no passado. Em primeiro lugar, as pessoas não só se alimentavam melhor 100 anos atrás, mas também eram mais ativos e praticavam mais atividades ao ar livre. Quando os intestinos diminuem suas atividades, as toxinas não são eliminadas, elas são reabsorvidas e levadas de volta para o fígado para reciclagem e eliminação. Os sais biliares reabsorvidos estão relacionados aos níveis altos de colesterol, por isso, o colesterol alto é o principal precursor da constipação.

Também, quando os intestinos ficam lentos e os níveis das toxinas aumentam, os microrganismos patogênicos crescem e ultrapassam em número a microbiota intestinal normal, causando disbiose. Embora as bactérias amigáveis como os Acidófilos (no intestino delgado) e as Bifidobactérias (no cólon) sejam necessárias para corrigir este problema, são os intestinos entupidos que é o problema principal.

Quando os intestinos voltarem a se mover novamente, todo o resto voltará ao normal.

As nossas glândulas endócrinas, que controlam o metabolismo, também se implicam, por que é a nossa tireoide que controla o metabolismo, e o metabolismo afeta diretamente como os nossos intestinos funcionam. Deste modo, a constipação pode ser vista como um sintoma de hipotireoidismo. A temperatura do corpo mais baixa (um sintoma de hipotireoidismo) é muito comum hoje em dia, embora não seja 'normal', como informam muitos autores.

A toxemia intestinal, que é uma forma de envenenamento do sangue, é causada pela absorção de bactérias e das suas toxinas pelas paredes intestinais.

O intestino grosso (cólon) é a fonte mais prolífica de contaminação bacteriana no corpo inteiro. Trinta e seis substâncias tóxicas foram isoladas do cólon humano, incluindo compostos como indol, escatol, fenol e cresol. Quando estes tipos de toxinas passam pela parede intestinal, podem entrar no sistema linfático ou serem transportadas diretamente para o fígado. O aumento temporário da carga tóxica no fígado ocorre durante os períodos da estagnação do cólon. Qualquer prolongamento deste estado impedirá a função de desintoxicação e de eliminação de bactérias do fígado. A importância desta função não pode ser menosprezada, quando a pessoa entender que o sangue que sai do tubo digestivo entra no fígado antes de ser distribuído para os outros tecidos do corpo.

Um fígado sobrecarregado, que não consegue lidar com a carga tóxica do intestino, transfere a tarefa de desintoxicação para outro órgão, os rins. Infelizmente, os rins não são capazes de reduzir nem a quantidade nem os tipos de toxinas que entram no fígado, muito menos fazer a desintoxicação de forma tão eficiente quanto ele. As toxinas que os rins não conseguem retirar do sangue, adversamente, acabam por afetar também os rins, ao mesmo tempo em que aumentam os níveis de toxinas circulando pelo corpo.

O Dicionário Oxford define a constipação como 'Uma defecação difícil e irregular'. A pergunta é, 'O que é um movimento normal do intestino quando não há norma, e a regularidade se torna uma expressão sem sentido quando algumas pessoas têm o movimento do intestino regularmente a cada domingo pela manhã, enquanto outras esvaziam regularmente os seus intestinos depois de cada refeição?'.

A defecação é uma ação reflexiva, estimulada pela distensão do reto com fezes, mas é voluntariamente controlada em adultos e normalmente feita quando o tempo e as circunstâncias são convenientes. A presença da comida no estômago estimula uma ação reflexiva chamada de movimento peristáltico, que move os resíduos de comida para dentro e através do cólon. A massa peristáltica nos dá a sensação que temos que esvaziar os nossos intestinos. Esta ação reflexiva normalmente ocorre depois da primeira refeição do dia, mastambém pode ser estimulada apenas bebendo algum líquido bem cedo, ao acordar.

Se o chamado para defecar for constantemente ignorado, o mecanismo reflexivo fica menos sensível podendo resultar em constipação. Isto normalmente acontecerá quando há limitações de tempo causando pressa e estresse (o estresse para a ação peristáltica no cólon). Também acontece quando os banheiros são insuficientes, estão frios, sujos ou inacessíveis.

Algumas pessoas saudáveis não defecam todos os dias e não têm nenhum desconforto, e muitas outras esvaziam seus intestinos todos os dias com dor e agonia excruciantes, passando fezes escuras, compactadas e duras como pedra, em ambos os casos seriam consideradas constipadas.

Idealmente devemos defecar tantas vezes quantas fazemos uma refeição apropriada, normalmente 3 vezes por dia, a regra principal é a de que devemos ter pelo menos um movimento dos intestinos pelo menos uma vez por dia. As fezes devem ser fibrosas, ter cores suaves, devem flutuar na água, se quebrar facilmente e não causar nenhuma dor ou desconforto ao passar ou sair, na verdade nenhum papel higiênico deveria ser necessário. Dor ou desconforto pela passagem das fezes secas ou muito duras em intervalos de menos de um dia pode ser considerado como constipação. Muitas pessoas sofreram ataques cardíacos ou AVC em consequência dos esforços vigorosos para poder defecar, pois os esforços contínuos para evacuar o material do reto aumentam a frequência cardíaca, a pressão arterial e a respiração.

Considerada essencialmente como uma doença ocidental, a constipação praticamente não existe entre as pessoas do terceiro mundo que aderem a uma dieta tradicional rica em fibras. A constipação está implicada em muitas doenças ocidentais como a diverticulose, a obesidade, as varizes, o câncer do cólon e do reto, aapendicite e as hemorroidas, todas muito raras nos países pouco desenvolvidos.

A natureza precisa de ajuda urgentemente

Nos Estados Unidos, aproximadamente 80 milhões de pessoas sofrem com problemas intestinais. De 100 a 120.000 pessoas perdem as suas vidas anualmente, normalmente de câncer nos intestinos. O câncer no cólon é o segundo maior assassino no mundo ocidental. Atrás destas estatísticas também estão os que são salvos pela colostomia (Instalação de bolsa de coleta de fezes isolando o intestino grosso), aproximadamente 250.000 pessoas porano somente nos estados unidos. No Reino Unido e no resto da Europa os números são mais ou menos os mesmos.

As desordens dos intestinos, especialmente o câncer de cólon, eram desconhecidas por nossos avôs, atualmente os especialistas em intestino em todo o mundo concordam que uma má gestão dos intestinos é a raiz da maior parte dos problemas de saúde. A dieta incompleta comercializada no ocidente é o ponto focal do problema. Acredita-se que uma dieta rica em carne vermelha, açúcar branco, farinha branca, gordura trans, e pobre em fibras dietéticas e água filtrada (desidratação) está relacionada com a constipação.

A raiz do problema é claramente indicada pelas vendas de laxantes estimadas entre 600 a 800 milhões de dólares por ano. As estatísticas dos Estados Unidos e da Europa são correspondentes.

Os laxantes só agravam o problema da constipação mexendo na capacidade do cólon de eliminar normalmente sozinho. Os produtos químicos contidos nos laxantes irritam e estimulam o cólon para se contrair anormalmente, para expelir as substâncias irritantes. Além disso, a via oral da administração é o método menos eficiente para a evacuação do cólon porque os processos digestivos cruciais queocorrem no estômago e no intestino delgado são atrapalhados por eles. A maior parte dos laxantes e os purgantes favorecem a desidratação. Hipócrates teve a visão de não perturbar nem bagunçar o sistema péptico inteiro com laxantes fortes, pois o problema está no extremo fim deste mesmo sistema. O Enema padrão, até altamente recomendado como primeiro socorro, só limpa o reto e a porção final do cólon, deixando a maior parte do intestino grosso sem limpar.

A Hidroterapia do cólon é uma forma extensa e mais completa de enema. Este método vai além do reto para limpar o cólon por inteiro e oferece maiores benefícios terapêuticos. Ela atua na causa ou na fonte do problema da constipação. Os outros métodos só tratam os sintomas e fornecem um alívio temporário para o problema.

A prevenção da constipação pode não parecer de vital importância, exceto para quem sofre com ela. Contudo, existem evidências substanciais que demonstram que comer bastante fibra dietética ajuda a prevenir muitas doenças intestinais bem como a redução do risco de doenças cardíacas, a diminuição do colesterol e da pressão arterial, a melhora do equilíbrio daglicose no sangue e a manutenção de uma microbiota intestinal mais saudável.

Porque está constipado? Quais as maiores razões? A dieta (a falta de fibra dietética natural junto com o consumo de comida morta, açúcar, especialmente o branco, farinha branca e todos os seus subprodutos); negligenciar o impulso de defecar; desidratação (tomar pouca água); stress; sedentarismo e poucos exercícios (ficar sentando por horas a fio); abuso de estimulantes e drogas; horas irregulares (trabalho, descanso, desperto, dormindo) e condições patológicas.

Os sinais e sintomas mais comuns de um cólon congestionado e constipado são:

• Movimentos peristálticos inconstantes ou insuficientes, bolo fecal muito compactado e duro, bolo fecal muito leve;

• Cansaço, fadiga, letargia, falta de energia, falta de concentração e irritabilidade;

• Distensão abdominal e flatulência, dores de cabeça, depressão ou embotamento mental, Síndrome do Intestino Irritável, Síndrome do Intestino Irritável (IBS), diverticulose, colite, intestino permeável, câncer do intestino, Doença de Crohn, apendicite, hérnia de hiato, absorção deficiente, deficiência nutritiva, má respiração e língua branca, hemorroidas, varizes, obesidade e celulite.

Tratando a constipação

A constipação deve ser levada muito a sério! Trata-se de um enorme peso sobre o corpo inteiro devido à alta quantidade de toxinas passando do intestino para a corrente sanguínea, causando uma enorme intoxicação em todo o corpo.

Nós já mencionamos anteriormentesobre certas fórmulas fitoterápicas que usamos com sucesso para tratar da prisão de ventre e aumentar o tempo do trânsito do intestino para aliviar a constipação. Apenas para reiterar, devido a sua importância, uma dessas poderosas fórmulasfitoterápicas é chamadaCONSTFORMe a outra é a OXYGUT. Existe ainda uma fórmula que pode ser utilizadas se estas duas não funcionarem, é a COLFORM.

Eu nunca tive um caso de constipação que não melhorou quando 2 ou mesmo esses 3 remédios foram combinados, é extremamente importante manter os intestinos em movimento, limpando os resíduos tóxicos, de modo que não sejam constantementereabsorvidos.

A primeira escolha é o CONSTFORM, que tem uma ação rápida na limpeza do cólon, formulado para a constipação crônicaque necessitade tratamento mais forte para o intestino bloqueado. Nós combinamos purgativos com carminativosa fim de evitar cólicas.

É um poderoso limpador intestinal, que irá "explodir" a congestão intestinal residual e deixar o intestino grosso pronto para começar com qualquer programa de limpeza.

Um adulto podecomeçar com 2 cápsulas 3 vezes ao dia e ir ajustando a dosagem para um resultado mais confortável, os ingredientes que ele contém são:

- Ruibarbo em pó
- Berberis em pó
- Glucomanano 90%
- Alfafa em pó
- Pimenta Caiena em pó
- Alho em pó
- Extrato de Aloe vera (200:1)
- Extrato de raiz de dente de leão (4:1)
- Extrato de gengibre (20:1)
- Extrato de folhas de urtiga (4:1)

O <u>OXYGUT</u> combina muito bem com o <u>CONSTFORM</u>pois ele irá ajudar a erradicar muitos dos maus micróbios que estão causando adisbiose, principalmente devido ao óxido de magnésio,que irá "erradicar" esses micróbios.

Além disso, especialmente para os casos de constipação crônica, o <u>COLFORM</u> também deve ser adicionado.

O <u>COLFORM</u> contém uma variedade de ingredientes fitoterápicos que ajudam a limpar o trato intestinal, amolecer as fezes, estimular o fígado e melhorar os movimentos peristálticos. Isto, por sua vez, ajuda a produzir os movimentos do intestino e a expulsar as camadas de mucoenvelhecido e a matéria fecal que possa ter se acumulado ao longo do tempo.

Ele age para limpar suavemente, estimular e tonificar as paredes do intestino, apoiando-o para que no futuro possa fazer os movimentos peristálticos sem assistência.

Removendo os Metais tóxicos

Remover os metais tóxicos como o mercúrio das amálgamas e dos peixes, que irá agravar ainda mais a Candida no futuro, bem comocausar danos por radicais livres em muitos órgãos e tecidos, é um passo muito sábio a sedar.

Há muitos produtos no mercado que se propõem a desintoxicar o corpo de metais pesados, mas nenhum deles éconfirmado por pesquisa científica utilizando a metodologia correta conhecida pelos cientistas pesquisadores.Existe um produto natural, no entanto, que passou por testes duplo cego, controlado por placebo; a pesquisa foi feita com mais de 350 pessoas. Ele ainda tem sido usado clinicamente por muitos profissionais em todo o mundo nos últimos 8 anos ou mais. Este é o que eu sugiro se seja usado para a maioria dos casos de intoxicação com metais pesados, eu o chamo de HMD ULTIMATE DETOX PACK e que contém os seguintes componentes:

• HMD™, 45 gotas 3 vezes ao dia para adultos[21],adultos sensíveis, que tenham doenças crônicas ou os órgãos de desintoxicaçãodescompensados, as pessoas com doenças neurológicas, como esclerose múltipla e similares, bem como os autistas, devem começar com a metade ou menos desta dose, e aumentar uma gota 3 vezes ao dia, todos os dias, até que atinjam um nível confortável.

• HMD™ LAVAGE, esta é uma fórmula fitoterápica com plantas organicamente selvagens tais como aSilybummarianum (Sementes de Cardo mariano), Raiz de Dentedeleão (Taraxacumofficinale), Raiz debardana (Arctiumlappa), trevo-vermelho (Trifoliumpratense Tops), Cúrcuma (Cúrcuma longa), Hortênsia (Hydrangeaarborescens) e de Arctostaphylos uva ursi (Folhas de Uva ursi). Esta fórmula fitoterápica

---

[21]See www.detoxmetals.com/dosages for full details

foi desenvolvida para facilitar a desintoxicação do fígado, dos rins, da pele e dos vasos linfáticos, bem como limpar o sangue e agir como um anti-inflamatório natural. A dose para adultos é de 25 gotas ou mais 3 vezes ao dia, sempre orientado por um profissional.

• HMD™ CHLORELLA, há muitas preocupações quanto a encontrar uma Chlorella limpae de boa qualidade, que seja livre de metais pesados e de xenobióticos. Temos procurado e viajado para vários lugares, e finalmente encontramos uma fonte excelente, cujo fornecimento vem com Certificado de Análise em cada frasco. Estachlorella vem da costa ocidental da ilhaHai-Nan, a ilha mais meridional da China. Hai-Nan é uma ilha tropical com um excelente clima e está situada na mesma latitude do Havaí. O ambiente nãoindustrializado e livre de poluição da ilha tropical ofereceas condições ideais para a chlorella, incluindo intensa luz solar, água pura e ar limpo. Disponível em tabletes de 500mg, a dose para adultos deve ser de 2 tabletes 3 vezes ao dia.

A chlorella é necessária nos intestinos para remover os metais tóxicos através das fezes. Se não houver chlorella suficiente, asneurotoxinasserão reabsorvidas pelas terminações nervosas nas paredes dos intestinos e corremos o risco delasserem redirecionadas para a medula espinhal e para o cérebro.

A chlorella de boa qualidade fortalece a parede intestinal e captura as toxinas livresencontradas por lá. Uma grande intoxicação ou o aumento da intensidade dos sintomas tornará necessário doses mais elevadas. Isto é muito importante e vai contra o conselho padrão anterior de reduzir os suplementos se a desintoxicação intensificar os sintomas.

• A-LIPOIC ACID–Acredito que quando os metais e os outros xenobióticosforemespalhados pelo corpo, deve haver alguma proteção contra os danos causados pelos radicais livres. O Ácido Alfa Lipóicoé um extraordinário antioxidante que é, simultaneamente, solúvel em água e em gordura, capaz de chegar até no cérebro e nosoutros tecidos nervosossendo, portanto, capaz de proteger todas as partes do corpo contra os danos causados pelos radicais livres.

Eu tenho ajustado este protocolo de acordo com as necessidades individuais de alguns pacientes com certa frequência, mas geralmente ele funciona muito bem para a maioria dos casos como um protocolo básico.

Mais pesquisas

•Durante mais de 8 anos de experiência com oHMD™ tivemos muitos relatos, de mulheres de todas as idades que sofreriam de problemas endócrinos crônicos,recuperarem seu equilíbrio usando oHMD™ por 2 ou 3 meses. Muitas dessas mulheres sofriam de períodos irregulares, sangramentos intensos, TPM e outros desequilíbrios hormonais.

•Com base nas evidências desses casos acreditamos que oHMD™ está eliminando outros produtos químicos (XENOBIÓTICOS), tais como oBisfenol A e os Ftalatos, que são conhecidos por prejudicarem o sistema endócrino, como descrito anteriormente. Foram feitos ensaios preliminares e eles demonstraram que é exatamente esse o caso, o HMD™ está eliminando osxenobióticos através da urina. No entanto, as amostras das pessoas testadas são poucas,e mais testes ainda precisam ser realizados nesta área, antes que qualquer trabalho científico possa ser escrito.

Capítulo 6:

O ProtocoloDa Vinci para Candida (PDC)

Agora que concluímos a preparação com a desintoxicação em vários níveis diferentes e ainda preparamos o ambiente interno, estamos prontos para começar a examinar em mais detalhes o protocolo Da Vinci, a fim de erradicar a Candida.

Eu mesmo inventei o protocolo há muitos anos atrás, ele passou a ser chamado de Da Vinci Candida Protocolo,Protocolo Da Vinci para Candida, tradução livre, o qual foi implementado no Da Vinci Holistic Health Center, centro esse fundado e gerenciado por mim.

Vamos inicialmente dar uma olhada nos componentes do Protocolo Da Vinci para Candida, antes de olharmos mais atentamente para os detalhes.

Por favor, entenda que estamos cientes de que adistribuição destes produtos para diversas empresas ao redor do mundo é trabalhosa e com um frete dispendioso (caro). No entanto, fique tranquilo, poisvocê pode adquirir o pacote completo, on-line, a partir de uma única loja virtual diretamente no site www.worldwidehealthcenter.net.

O Protocolo Da Vinci para Candida tem cinco objetivos básicos:

1.Em primeiro lugar, deixar a Candida com fome, eliminando os alimentos dos quais ela se alimenta.

2.Em segundo lugar, matar a Candida, utilizando os produtos naturais anti Candida que discutiremos mais adiante.

3. Repovoar a microbiota intestinal com uma fórmula de probióticosde alta potência contendo as Acidophilus e as Bifidus, que contém 60 bilhões de bactérias vivas por cápsula.

4. Regular adisbiose e converter a forma micelial patogênica da Candida de volta à forma normal usando os remédios SANUM.

5. Restabelecer o equilíbrio bioquímico do corpo e reforçar o sistema imunológico. Isto irá permitir que o corpo, mais uma vez, recupere e mantenha o controle sobre o crescimento da Candida pela otimização da dieta, o que implica evitar as intolerâncias alimentares e seguir a dieta do tipo metabólico criada por Bill Wolcott. Além disso, a erradicação dos parasitas utilizando as fórmulas fitoterápicas que discutimos anteriormente, bem como os quelantes que levam os metais pesados para fora do sistema.

Aqui está um resumo das várias etapas que você precisará seguir para curar sua Candida de uma vez por todas, embora possa ser bastante detalhado, eu posso garantir que se você segui-lo você irá ter sucesso, como tiveram os mais de 5.000 clientes que tenho tratado nos últimos 15 anos ou mais. A taxa de sucesso na eliminação da Candida beira os 100%, e ao terminar de ler todo este livro você irá entender o porquê.

PASSOS DO PROTOOLO PARA CANDIDA			
TAREFA	**TEMPO**	**SUPLEMENTOS NECESSÁRIOS**	**COMENTÁRIOS**
1.Deixar a Candida com fome	3 Meses		www.worldwidehealthcenter.net
2.Matar a Candida	3 Meses	KANDIDAPLEX HOROPITO ÁCIDO CAPRILICO ACIDOPHILUS & BIFIDUS CANDIDA 30C	www.worldwidehealthcenter.net
3.Repovoar a microbiota com bactérias amigáveis	1 Dia	ACIDOPHILUS & BIFIDUS	www.worldwidehealthcenter.net
4, Usar o remédio SANUN para converter a Candida patogênica	2 Meses	Remédios SANUN	www.worldwidehealthcenter.net
5, Reequilibrar a química do corpo		VITAMINA C GASTRIC AID DIGESTIZYME	www.worldwidehealthcenter.net

Nenhum desses objetivos são mutuamente exclusivos, nem podem ser abordados de forma sequencial, todos necessitam ser implementadosao mesmo tempo para que o protocolo de tratamento possa ser bem sucedido.

Agora vamos abordar as diferentes etapas ou fases do Protocolo Da Vinci para Candida, começando com uma fase extremamente importante, deixar a Candida com fome evitando alimentá-la.

Primeira fase –Deixar a Candida com fome

Eu descobri que é literalmente impossível tratar a Candida se não cortar **TODAS** asformas de açúcar por um período de 3 meses, isso inclui também os açúcares das frutas naturais, ou seja, a frutose. Entre os alimentos que devem ser rigorosamente **EVITADOS**por um período de 3 meses, incluem:

1. **AÇÚCAR**, e todos os alimentos que contenham açúcar. Isto inclui o açúcar branco e o açúcar mascavo, mel, xaropes, licores, lactose, frutose, todos os produtos confeitados e os bolos doces, chocolates, sorvetes, doces e boloscaseiros, biscoitos, bebidas gaseificadas e todos os sucos de fruta.

2. **FERMENTO NATURAL,** todos os alimentos que contenham fermento, incluindo pães, ketchups, vinagre e picles.

3. **COGUMELOS**, de todos os tipos, incluindo o chinês, como O cogumelo Shitake.

4.**PRODUTOS REFINADOS**– todas as farinhas brancas, arroz branco, massas, farinha de milho, cremes e produtos de cereais brancos, a menos que os cereais sejam integrais ou orgânicos.

5.**ALIMENTOS FERMENTADOS**, todas as bebidas alcoólicas, vinagre e todos os produtos com vinagre tais como ketchup,maionese e picles.

6. **CASTANHAS**, todos os tipos de castanhas que foram processadas e embaladas sem suas cascas,as castanhas descascadas têm uma tendência para recolher esporos de fungos e mofos do ambiente, que irão antagonizar a Candida. As castanhas frescas e em suas cascasnão têm problemas.

7.FRUTAS FRESCAS OU SECAS, todas as frutas devem ser evitadas nas primeiras **SEIS SEMANAS**, somente relembrando, a frutose que as frutas contêm alimenta a Candida, tornando extremamente difícil a sua eliminação.

Todas as frutas que não forem frescas,ou seja, cozidas, enlatadas, secas, bem como todos os sucos de fruta devem ser evitados durante os 3 meses, o seu profissional de saúde irá aconselhá-lo sobre quando voltar a comer frutas novamente. Obviamente, você deve evitar os sucos de frutas, não os sucos de vegetais, evite também as geleias e as frutas desidratadas durante todoo período de 3 meses, isso é muito importante.

Segunda fase–Matando a Candida

Há uma série de fórmulas fitoterápicas, homeopatias e probióticos que são utilizados no Protocolo Da Vinci para Candida, eles foram cuidadosamente selecionados durante anos de experimentação e da observação de que eles tenhamsempre funcionado com centenas de pessoas. O objetivo da utilização desses suplementos é matar a Candida, aqui está uma tabela ordenada desses suplementos, retirada de um dos folhetos que damos aos nossos pacientes, com uma explicação sobre por que e como eles funcionam.

REMÉDIOS	MANHÃ	ALMOÇO	JANTAR	COMENTÁRIOS
PROTOCOLO PRINCIPAL				
CANDA PLUS	2	2	2	Com as refeições
HOROPITO		0	1	Com as refeições
ACIDOPHILUS e BIFIDUS	1	1	1	Com as refeições
CANDIDA 30CH	2 Glóbulos	2 Glóbulos	2 Glóbulos	Dissolver na boca 20 minutos antes das refeições
CAPRYLATE	1	1	1	Com as refeições
Citricidal gotas (Fungos nas unhas)	1 Gota	0	1 Gota	Sob as unhas
Antibióticos naturais				
PRATA NANO COLOIDAL 50	1 Colher de chá	1 Colher de chá	1 Colher de chá	Antes das refeições em um pouco de água
EXTRATO SECO DE FOLHA DE OLIVA	1 Tablete	1 Tablete	1 Tablete	Com as refeições
EXTRATO SECO DE SEMENTE DE TORANJA	2 Tabletes	2 Tabletes	2 Tabletes	Com as refeições
COMPLEXO DE VITAMINA C	1 ou 2 Cápsulas	1 ou 2 Cápsulas	1 ou 2 Cápsulas	Com as refeições
TRIFORM	35 a 45 Gotas	35 a 45 Gotas	35 a 45 Gotas	Antes das refeições em um pouco de água

PARAFORM PLUS TWO	1	1	1	Com as refeições

R – Refrigerar.

Todos os produtos podem ser encomendados diretamente do site
www.worldwidehealthcenter.net

•**Os antibióticos naturais**só são usados quando houver uma infecção
ativa, como um resfriado, uma gripe ou outra infecção. Tomar por mais
6 dias **depois** do desaparecimento dos sintomas, para se certificar de
que todas as bactérias foram eliminadas do corpo.

• **O protocoloprincipal**deve ser tomado por um período completo de**3
meses**.

• Duas semanas após o início do **protocolo para Candida,**o **remédio
SANUM**deve ser iniciado.

Agora vamos dar uma olhada mais detalhada nos remédios específicos
para compreender o porquê e como eles funcionam para erradicar a
Candida.

1.CANDA PLUS(era chamado de **KANDIDAPLEX**), umaformulação
médica que contém:

• Undecilenato de Cálcio 100mg;
• Extrato seco da casca de Ipê roxo (Tabebuia avellanedae) 100mg;
• Enlyse™ composto de enzimas (Celulase, Quitinase, Hemicelulose,
Protease,Serrapeptase, Amilase e Lipase) 100mg;
• Berberina (como sulfato de berberina) 50mg;
• Ácido sórbico 25 mg;
• Trans-Resveratrol, extrato seco da raiz da Fallopiajaponica
(Polygonumcuspidatum) 10mg.

Posologia: Tomar 2 cápsulas 3x ao dia.

Cada ingrediente do CANDA PLUS tem uma função específica no que
se refere à erradicação da Candida, veja a seguir:

• Undecilenato de Cálcio–tem a capacidade de alterar a composição dos ácidos graxos na membrana celular, levando a uma incapacidade da Candida em sustentar sua forma fúngica.

• Ipê roxo, atua como um poderoso agente antifúngico. Ele contém várias classes de compostos como o Lapachol, Xyloidone e várias Naftoquinonas. O mais importante deles, no entanto, é o Lapachol, que tem, comprovadamente, a capacidade de inibir o crescimento da Candida, com propriedades semelhantes à Anfotericina B.

• Enlyse™, as enzimas contidas na Enlyse™ destroem BIOFILME da Candida, que falamos anteriormente, o qual é composto de Proteínas polipeptídeas,Carboidratos polissacarídeos, Fibrinogêniooou Fibrina e polinucleotídeos que contêm material de DNA e RNA. Esta estrutura está vinculada com os ligantes que têm propriedades de rigidez.

• Berberina, apresenta um amplo espectro de atividade antibiótica. A Berberina tem comprovadaação antimicrobiana contra bactérias, protozoários, fungos e ainda modulao sistema imunológico.

• Ácido sórbico, inibe os fungos, bem como os mofos, frequentemente encontrados juntos no corpo

• Trans-Resveratrol, apresenta comprovada ação antifúngica contra a Candida albicans e contra outras 11 espécies de Candida. Também, inibea morfogênese da Candida albicans, impedindo o fungo mude para a forma patogênica de hifa.

2. HOROPITO(praticante de alta resistência),um fitoterápico da Nova Zelândia à base de ervas que contém dois agentes antifúngicos muito potentes,com eficiência comprovada para matar a Candida, é composto pela Pseudowinteratacolorata e pelaerva sinergética Anis, ou Erva doce, que aumenta eficácia da Horopito em cerca de 6 vezes.

Posologia: 1 cápsula 2x ao dia.

Estaerva natural, encontrada principalmente na Nova Zelândia, tem algumas propriedades surpreendentes, comprovadas cientificamente.

A Pseudowinteracolorata ou Horopitoda montanha é um arbusto ou uma pequena árvore (1 a 2,5m) de folhas persistentes, comumente chamado árvore de pimenta, porque suas folhas têm um sabor picante.

Usado pela população indígena Maori, da Nova Zelândia; infecções por Candida albicans são documentadas como sendo uma das principais causas de morte de bebês Maori, por serem alimentados com uma "dieta inadequada".

3. CAPRYLATE(500mg), um derivado do coco que pára a reprodução da Candida, bem como mata a Candida.

Posologia: 1 tablete 2x ao dia.

4. CANDIDA 30ch, Medicamento homeopático, ajuda a erradicar a Candidaatravés de um mecanismo diferente. Começa com os remédios Sanumno momento em que para o Candida 30ch.

Posologia: 2 glóbulos 3x ao dia por 2 semanas.

Terceira fase –Repovoando com as bactérias amigáveis

Esta fase é executada em paralelo com a fase 2 e usa cepas de probióticos humanos de boa qualidade, como os probióticos de alta potência ACIDOPHILUS e BIFIDUSda CustomProbiotics, uma companhia norte-americana. A fórmula da CustomProbiotics que usamos possui uma grande quantidade de cepas dosprobióticosAcidophilus e Bifidus,um suplemento dietético contendo 60 bilhões de UFC por cápsula no momento da expiração. Resistente aos ácidos do estômago, com umaliberação lenta de acordo com a temperatura.

Entre os ingredientes estão inclusas 5 diferentes cepas de probióticos, como osLactobacillusAcidophilus, Lactobacillusrhamnosus,Lactobacillusplantarum, Bifidobacteriumlactis, BifidobacteriumBifidum.

Há uma quantidade considerável de evidências científicas para as atividades dos probióticos contra uma grande variedade de patógenos intestinais, incluindo as espécies de Candida. Apesar disso, os mecanismos dessas atividades ainda não são muito claros. No entanto, podemos especular que um ou mais dos seguintes possíveis atividades estão em operação:

• Competição por nutrientes,

•Secreção de substâncias antimicrobianas (Ex. bacteriocinas e peróxidos)

• Redução doPH intestinal

• Bloqueio dos locais de aderência (Kennedy et al, 1985)

• Combate aos vírus

•Bloqueio dos receptores de toxinas

• Estímulo imunológico (local e sistêmico)

• Supressão da produção de toxinas.

Para estes suplementos, adicionamos um multivitamínico de boa qualidade como o<u>DMH MULTIS</u>, para fornecer todas as vitaminas e minerais que o sistema imunológico necessita para um melhor funcionamento. Além disso, tomar o <u>KRILL PLUS</u>é muito útil por que ele age como um anti-inflamatório natural.

Quarta fase–Usando SANUM, remédiosIsopáticos para normalizar a Candida patogênica

Todos os itens acima devem ser tomados durante todos os 90 dias do protocolo, com exceção do Candida 30ch. Após duas semanas da dieta antiCandida, certos remédios isopáticos especializados são introduzidos, conhecidos como remédios SANUM da Alemanha, após o trabalho do famoso Prof.Enderlein. O SANUM é um sistema de produtos desenvolvidos pela primeira vez em 1944, e atualmente é fabricado e distribuído para todo o mundo pela empresa SANUM-Kehlbeck na Alemanha.

Aterapia SANUM é amplamente reconhecida por influenciar positivamente os processos regulatórios, o ambiente interno, a capacidade de resposta imunológica e a ecologia das bactérias simbióticas dentro do corpo. Cada um desses remédios isopáticos deve ser tomado apenas algumas vezes na semana, com exceção do isopáticoCANDIDA 30ch,que deve ser tomado em dias alternados, ou seja, dia sim, dia não. A razão pela qual nósseparamos esses remédios na tabela abaixo é por que eles tendem a entrar em conflito e a se antagonizarem mutuamente,por isso não podem ser tomados ao mesmo tempo. Então, você deverá seguir a sequência da tabela abaixo, a partir do dia em que você começar a tomá-los, seja estedia a segunda-feira, ou terça-feira, ou quarta-feira e assim por diante.

	Seg AM	Seg PM	Ter AM	Ter PM	Qua AM	Qua PM	Qui AM	Qui PM	Sex AM	Sex PM	Sáb AM	Sáb PM	Dom AM	Dom PM
Albicansan Cápsula ou Supositório		✓		⊘		✓		⊘		✓		⊘		✓
Mucokehl Tabletes	✓							✓						
Pefrakehl Cápsulas				✓					✓					
Nigersan Tabletes					✓							✓		
Fortakehl Tabletes							✓						✓	
Notakehl Tabletes			✓							✓				

Cada um destes 6 remédios deve ser tomado especificamente da seguinte forma:

• Albicansan® (Candida albicans)–Cápsula 4X, **1 cápsulaem dias alternados**.

• Fortakehl® (Penicilliumroquefortii) –Tablete 4X – **1 tablete 2 vezes por semana**.

• Mucokehl® (Mucorracemosus) –Tablete 5X – **1 tablete 2 vezes por semana**.

• Nigersan® (Aspergillusniger) –Tablete 5X – **1 tablete 2 vezes por semana**.

• Notakehl® (Penicilliumchrysogenum) –Tablete 5X – **1 Tablete 2 vezes por semana.**

• Pefrakehl® (Candida parapsilosis)–Cápsula 4X, **1 cápsula 2 vezes por semana**.

Se houver corrimento vaginal ou Candida anal, então alguns óvulos vaginais (pessários) de Albicansan D3 também devem ser usados para eliminar essa infecção tópica. Eles podem ser usados em dias alternados, antes de dormir, após o sexo, e está marcado na tabela acima com osímbolo ⊘.

Os remédios SANUM devem ser usados continuamente por 10 semanas, até o final do protocolo para Candida.

Estes remédios são tomados ANTES ou ENTRE as refeições, por isso é melhor guardá-los no quarto, longe dos equipamentos eletrônicos e elétricos, e tomar logo ao acordarpela manhã, e antes de dormir à noite.

Elesvêm tanto em cápsulas quanto em glóbulos. As cápsulas você terá que abrir e derramar o pó que elas contêm sob a língua e deixar absorver por alguns minutos. Os glóbulos você deixará dissolver sob a língua por alguns minutos, sem a necessidade de água para ser tomado, eles serão absorvidospelos vasos sanguíneos embaixo da língua e jogados diretamente na corrente sanguínea.

1. **ALBICANSAN**–Os profissionais de saúde europeus relatam que esse remédio pode ser útil como suporte nas terapias de:

• Crescimento descontrolado da Candida nos intestinos.

• Micose.

• Infecções resistentes na pele e na boca.

• Estomatite.

• Gengivite.

• Micoses urogenitais

• Vaginite.

• Uretrite com subsequente anexite ou salpingite.

• Colecistite.

• Colite de origem fúngica.

• Alergias diversas.

2. **FORTAKEHL**–Os profissionais de saúde europeus relatam que o Fortakehlaparentemente promove a microbiota intestinal normal no trato gastrointestinal (especialmente após uma terapia com antibióticos), ele poderia ser útil para condições tais como gastrite, enterite, colite, problemas na vesícula biliar, pancreatite, diarreia, constipação, úlceras, infecções fúngicas nos intestinos, na vagina e na pele.

3. **MUCOKEHL**–Os profissionais de saúde europeus relatam que este remédio é muito útil como terapia de suporte nas perturbações agudas e crônicas do sistema circulatório, tais como:

• Trombose.

• Embolia.

• Angina peitoral.

• Pós Infarto.

• Varizes.

• Hemorroidas.

• Gangrena diabética e neuropatia.

• Constipação.

4.**NIGERSAN**–Os profissionais de saúde europeus relatam que este remédio é útil nas doenças que têm a ver com os distúrbios do metabolismo do cálcio, o que poderia envolver a reabilitação dos ossos e dos dentes. Os relatórios europeus indicam ainda que o Nigersan, também conhecido como o Pleo™ Nig, tem sido utilizado com sucesso nos problemas urogenitaistanto em homens quanto em mulheres, tais como problemas na próstata, nos ovários, nos rins e na bexiga. Parece ser útil para melhorar a circulação linfática, que por sua vez leva ao aumento da desintoxicação, especialmente depois dosadoecimentos.

5. **NOTAKEHL**–Os profissionais de saúde europeus relatam que oNotakehl, também conhecido como Pleo™ Not é muito útil para melhorar o sistema imunológico, como terapia de suporte para infecções de origem bacteriana,nas inflamações causadas por estreptococos, estafilococos, acne, infecções nos ouvidos, infecções nastonsilas(amígdalas), dor de garganta, neurite, neuralgia, infecções do trato urinário, irritações na próstata, infecções respiratórias e neuropatia.

6. **PEFRAKEHL**–Os profissionais de saúde europeus relatam que oPefrakehl, também conhecido como Pleo™ Pef pode ser útil como terapia de suporte para aliviar os sintomas do crescimento descontrolado da Candida nos intestinos, das infecções fúngicas, das

micoses, dos fungos, das infecções da boca e dos dentes causadas por bactérias e vírus, das infecções nos ouvidos, das infecções por fungosno sistema urogenital, das gengivites, das infecções vaginais causadas por fungos, das inflamações e irritações anais.

Obs. Por favor, observe que se você tiver alergiaà penicilina, você não deve tomar o NOTAKEHL (Penicilliumchrysogenum) e nem o FORTAKEHL (Penicilliumroquefortii), eles são propensos a causar sintomas desagradáveis, tais como letargia, fadiga, embotamento mental, dores musculares e um sentimento geral demal estar. O tratamento continua eficiente mesmo sem estes dois remédiosSANUM.

Quinta fase –Equilibrando a Química do Corpo

É um fato comumente reconhecido e aceito que a eficiência do sistema imunológico é altamente dependente de um bom equilíbrio bioquímico do corpo. Isto, claro, depende de uma nutrição adequada e apropriada para fornecer ao corpo todos os constituintes bioquímicos (vitaminas, minerais, enzimas, fatores intrínsecos, etc.).

Pessoas diferentes necessitam de diferentes quantidades e proporções dos nutrientes para uma ótima saúde. Os critérios para a determinação das exigências nutricionais diferentes estão dentro da definição de um tipo metabólico, ou seja, os parâmetros nutricionais e metabólicos geneticamente determinados, que definem a individualidade de cada pessoa em todos os níveis.

É precisamente porque pessoas diferentes têm diferentes tipos de metabolismo e, portanto, diferentes necessidades de nutrição, que a abordagem da alopatia, a medicina do sintoma-tratamento, em nutrição é infundada e muitas vezes ineficaz. Isto explica ainda por que o que (em nutrição) ajuda uma pessoa a melhor, pode ter pouco ou nenhum efeito sobre outra, ou até mesmo fazer uma terceira pessoa adoecer.

Não tentei modificar este protocolo por que eu tive todas as comprovações dele ser tão bem sucedido no tratamento de mais de5.000 clientesaté agora, que não me atrevo a fazer malabarismos com os casosem que ele não teve eficácia. Tenho certeza de que ele pode ser melhorado e gostaria de receber comentários de outros profissionais trabalhando com a Candida. É somente através do compartilhamento de informações e experiênciasque iremos crescer e nos tornar melhores terapeutas[22,23].

Pacote com todos os suplementos necessários para o Protocolo Da Vinci para Candida

Se você comprar o DA VINCI CANDIDA PROTOCOL – COMPLETE PACKAGEde suplementos no site www.worldwidehealthcenter.net, receberá os seguintes produtos que irão durar o tratamento completo, por mais de 3 meses.

• 6 frascos de CANDA PLUS

• 3 frascos de HOROPITO + ANISEED

• 3 frascos de CAPRYLATE

• 3 frascos de ACIDOPHILUS e BIFIDUS

• 1 frasco de Candida 30CH

• SANUM REMEDIES–Suprimentocompleto para 3 meses (6 pacotes no total) contendo Nigersan D5, Pefrekehl D4, Albicansan D4, Fortakehl D5, Notakehl D5, Mucokehl D5.

---

[22]Georgiou, G.J. Scourge of the 21st Century: Systemic Candidiasis – Part 1. British Naturopathic Journal, Vol. 25, No. 1, 2008.
[23] Georgiou, G.J. Treatment of Systemic Candidaisis – Part 2. British Naturopathic Journal, Vol. 25, No. 1, 2008.

• Todos os folhetos necessários, com as instruções detalhadas, escritose utilizados pelo Dr. Georgiou no Da Vinci Center. Os folhetos são os seguintes: "Da Vinci Candida Protocol","SanumRemedies","AntiCandida Diet","Candida MealPlan". Eles poderão ser baixados assim que você comprar o pacote.

Reintrodução das frutas

As frutas podem ser reintroduzidas novamente na dieta QUATRO SEMANAS depois de começar a tomar os remédios SANUM, ou SEIS SEMANAS após o início do protocolo para Candida.

Consuma duas porções de frutas diariamente até o resto do protocolo. Uma maçã média é considerada uma poção,meia xícara (de chá) de frutos silvestres (amora, morango etc.) é uma porção, 2 ameixas pequenas também é uma porção.

Todas as frutas suculentas, como melancia, uvas, laranjas, toranja, tangerina, manga, abacaxi e figos muito doces, devem ser evitados durante os 3 meses do tratamento, por que os seus açúcares caem no sangue muito rapidamente. Maçãs, peras, ameixas, ½ xícara de frutos silvestres, kiwi epawpaw, podem ser consumidas entre as refeições como lanches, uma no meio da manhã e outra no meio da tarde.

Reação de Herxheimer

Dependendo da gravidade do crescimento excessivo da Candida e do montante dos agentes tomados, a Candida pode ser morta em grande quantidade em um período muito curto de tempo. Quando os fungos são mortos eles liberam substâncias que são tóxicas para o organismo, estas substâncias são chamadas de micotoxinas. Se os órgãos de eliminação como os rins, o fígado, os intestinos, a pele e osistema linfático não forem capazes de excretar essas micotoxinas rapidamente e elas se acumularem nos tecidos, poderá ocorrer temporariamenteuma reação do tipo tóxica ou alérgica. O nome técnico para esta experiência é "reação de Herxheimer",e mais comumente conhecida como "Crise Curativa".

A crise curativa geralmente dura entre 12 a 24 horas, embora em raras ocasiões ele possa durar vários dias. Ela geralmente pode sercontrolada reduzindo a dosagem dos remédios usados para matar a cândida, bem como das ervas drenadoras e das homeopatias que seu profissional de saúde irá lhe prescrever.

Os sinais da reação de Herxheimer podem ser muitos e variados, mas geralmente estão entre desconfortos como dor, inchaço, tonturas, náuseas e um sentimento generalizado de mal estar, ou ainda, a piora dos sintomas originais. Felizmente, a crise curativa é, em geral, de curta duração e, embora desconfortável, é pelo menos uma confirmação da presença da Candida e que algo de "bom" está acontecendo.

Exercíciosfísicos, bem como garantir uma evacuação intestinal diária apropriada, tem sido relatado como sendo útil na luta contra as adversidades da crise curativa. Manter um alto consumo diário de água pura também é importante para manter os canais de eliminação desobstruídos. Às vezes, tomar uma colher de chá de bicarbonato de sódio em um copo de água pode ajudar a neutralizar rapidamente as reações ácidas no corpo que levam à inflamação e à dor.

Pode ser possível diminuir esses sintomas, muitos dos quais são causados pelo acetaldeído, uma das principais toxinas produzidas pelosfungos. Tomar Molibdênio, 10 gotas 2 vezes ao dia em água entre as refeições, pode quebrar essa toxina em algo muito mais inofensivo. Pode ser interessante considerar adicionar o Molibdênio ao protocolo para a Candida se as reações de Herxheimerforem muito intensas.

Antibióticos naturais durante o protocolo para Candida

É fundamental que qualquer pessoa que esteja fazendo o protocolo de 3 meses para Candida deve comprar o <u>NATURAL ANTIMICROBIAL PACK</u>, que pode necessáriocaso a pessoa venha a ter um resfriado, gripe, infecção de garganta ou qualquer outro tipo de infecção, enquanto ela estiverfazendo o protocolo para Candida.

Estes antibióticos naturais têm sido testados e usados por muitos anos e têm funcionado bem para a maioria das infecções. No entanto, é muito importante tomar estes imediatamente quando os primeiros sintomas aparecerem. Se você deixar a infecção avançar por alguns dias, os micróbios se alastrarão rapidamente e será mais difícil de combatê-los com os antibióticos naturais.

É por isso que é fundamental ter estes antibióticos naturais no seu dispensário médico ANTES de iniciar o protocolo para Candida. Eles têm um prazo de dois a cinco anos, assim você vai irá usá-los, sem dúvida, durante este tempo.

As dosagens abaixo são para adultos. Para a máxima eficácia é bom usar pelo menos quatro dos antibióticos naturais mencionados abaixo, todos em conjunto.

Estes antibióticos naturais e suplementos fitoterápicosincluem os seguintes que têm sido utilizados com sucesso na prática clínica, e, de fato, têm sido utilizados por toda a minha família há mais de 30 anos, dado que nenhum dos meus 4 filhos tomaram antibióticos em toda a sua vida!

1.<u>EXTRATO DE SEMENTES DE TORANJA</u> (**Citricidal™**): é um antifúngico muito eficaz, disponíveis na forma de comprimidos, bem como na forma líquida que pode ser colocada sob as unhas comfungos. Tomar 2 comprimidos 3 vezes ao dia. Para fungos nas unhas, use uma gota em cada unha pela manhã e à noite.

2. <u>ÓLEO DE ORÉGANO</u>: Se você for intolerante aos cítricos, então você pode usar cápsulas de gel com óleo de orégano como alternativa, tome 1 cápsula 3 vezes ao dia.

3.<u>PRATA COLOIDAL</u>: 50ppm, você pode tomar de 1 a 3 colheres de chá 3 vezes ao dia.

4.<u>VITAMINA C</u>: Tomar 2 cápsulas (1000mg cada) 3 vezes ao dia, ou ½ colher de chá 3 vezes ao dia deascorbato de cálcio em pó.

5.<u>PARAFORM PLUS TWO</u>: contém um amplo espectro de extratos fitoterápicos, probióticos e outros agentes de limpeza proteção naturais, que tem ação antibacteriana, antifúngica, antimicrobiana e anti-inflamatória. Tomar uma cápsula 3 vezes ao dia.

Não existe nenhuma razão para que todos eles não devam ser combinados, e mais, no mínimo de 4 a 5 devem ser combinadas para uma máxima eficácia. Por favor, não subestime a importância e o valordeter em estoque estes antimicrobianos naturais. Preparamos o<u>NATURAL ANTIMICROBIAL PACK</u>, que está disponível, para sua conveniência, na nossa loja virtual. (<u>www.worldwidehealthcenter.net</u>).

Tenho visto em algumas ocasiões, alguns pacientes que eu estava tratando para Candida,que não adquiriram estes antibióticos naturais ficaram doentes com alguns micróbios que invadiram profundamente os pulmões em questão de dias. No momento em que eles conseguiram obter todos estes remédios, seus sintomas haviam atingido um nível tal que foram obrigados a procurar um médico, que, com razão, lhes receitaram antibióticos.

Isso não quer dizer que o protocolo para Candida será bem sucedido ou não, quando o paciente tomar antibióticos. O problema é que osantibióticos, inevitavelmente, matarãotanto as boas quanto as bactérias más nos intestinos, e isso cria uma disbiose bastante severa,fazendo com que a forma patogênica de hifa da Candida comece a proliferar novamente.

Isso é muito triste quando você tem que anunciar para o paciente que ele terá que estendero protocolo paraCandidapor outro mês ou mais, é realmente muito frustrante!

Capítulo 7:
Meus próprios estudos de caso de pacientes curados

Ainda existe muita controvérsia em torno do assunto da Candida, e eu sou o primeiro a concordar que não temos todas as respostas. Uma coisa que tenho testemunhado em minha prática clínica, no entanto, é a recuperação surpreendente que muitos dos pacientes com candidíase alcançam quando completam o ProtocoloDa Vinci para Candida (PDC).

Pessoalmente, eu tenho visto vários problemas de pele simplesmente desaparecerem quando a candidíase sistêmica é tratada, como psoríase, bem como sinusite crônica, dores articulares, queloides ou cicatrizes, rachaduras na pele das mãos, tosse crônica e infecção de garganta por anos seguidos, candidíase crônica e corrimento vaginal, dores de cabeça e enxaquecas, fadiga crônica ou encefalomielite miálgica (EM) emuitos outros sintomas atípicos e que normalmente são identificados como "Idiopáticos", o que significa basicamente "etiologia desconhecida." Aqui estão algumas histórias de alguns pacientes:

Caso 1

Este é o caso de uma mulher que foi ao hospital para passar por uma curetagem, uma limpeza do útero, mas algo deu errado e o ginecologista perfurou o útero dela,que necessitou de uma cirurgia de emergência devido a uma forte hemorragia interna. Ela recebeu várias doses de antibióticos intravenosos e alguns meses após a alta, ela começou a sofrer de rachaduras nas mãos junto com candidíase oral crônica, fadiga e outras erupções cutâneas de origem desconhecida. Ela teve uma melhora dramática em todos esses sintomas depois de completar o Protocolo Da Vinci para Candida.

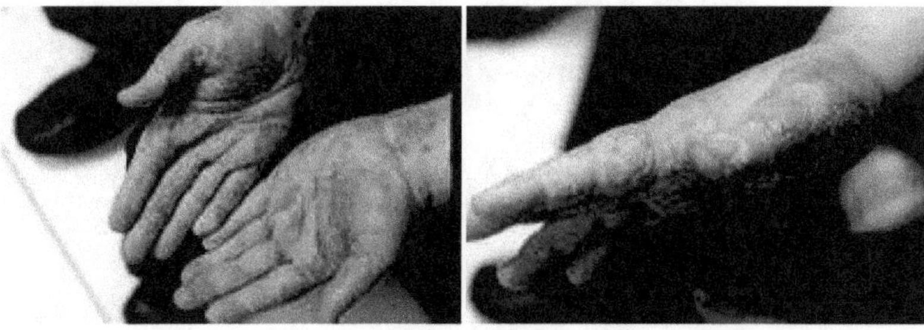

Caso 1: Caso severo de rachaduras nas mãos depois
de antibióticos intravenosos

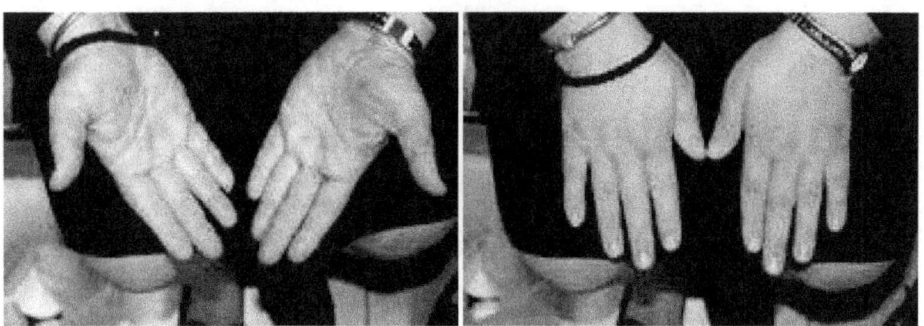

Caso 1: Dois meses fazendo o Tratamento
Da Vinci para Candida

Caso 2

Esta é uma senhora que vinha sofrendo de psoríase crônica há mais de 20 anos, que havia se espalhado para a maior parte do seu tronco, bem como para os membros superiores. Um dos problemas subjacentes da pele era a candidíase sistêmica que desapareceu depois de três meses do Protocolo.Da Vinci para Candida

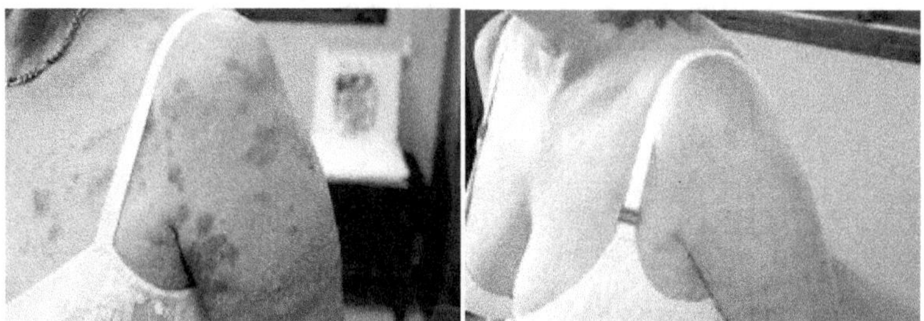

Caso 2: Psoríase crônica (à esquerda) e 3 meses após o término do tratamento Da Vinci para Candida

Caso 3

Um complexo caso de um problema de pele idiopático, com 20 anos de duração. Utilizando o protocolo de tratamento para Candida resultou em mais de 75% de melhora, mas havia um elemento bacteriano que precisou de mais tratamento para eliminá-lo.

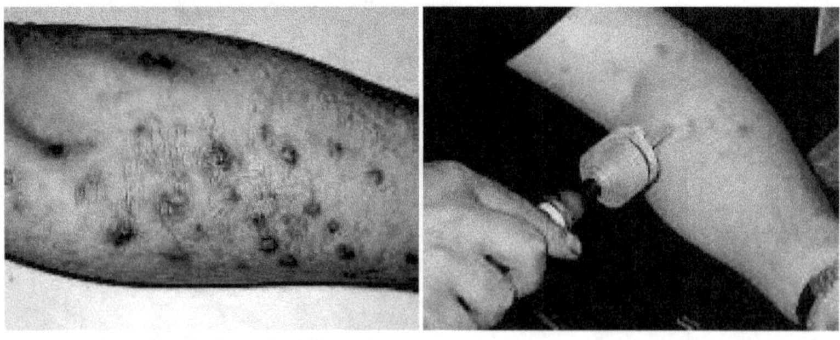

Caso 3: Problema de pele idiopático com de 20 anos de duração (esquerda) e depois (direita)

Caso 4

Um jovem adulto que havia contraído herpes e síndrome de Steven-Johnson durante as transfusões de sangue, quando começou o tratamento estava com dor excruciante, havia perdido 8 quilos e se alimentava através de um tubo. O tratamento usando o protocolo para tratamento da Candida eliminou este difícil problema.

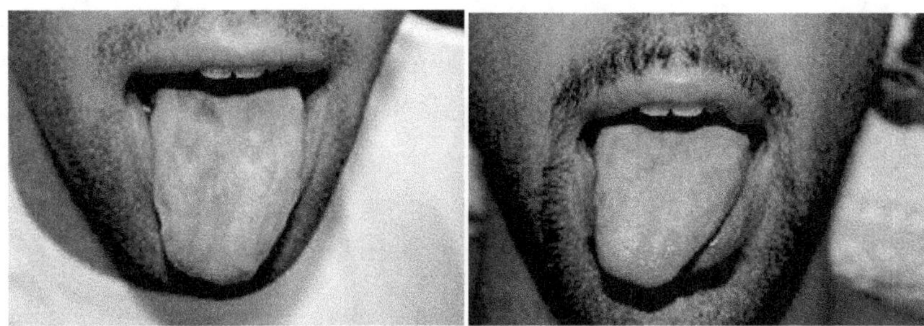

Caso 4: Caso complexo com Candida subjacente (esquerda) e um mês em tratamento (direita)

Outros casos clínicos

Aqui estão mais alguns casos que tenho visto na minha prática clínica, cada um tem sintomasdiferentes, no entanto, um dos principais fatores subjacentes é a candidíase sistêmica.

Caso nº 1: Sra. A, 44 anos

A Sra. A, apresentava sintomas que eram um pouco incomuns, ela sempre reclamava que ela frequentemente sentia um forte cheiro de peixe em suas narinas, ao longo dos últimos 7 anos.

Ela lembra que os sintomas começaram quando ela havialimpadomofo em sua casa com cloro, o mofo havia aparecido após uma inundação.Ela também sofria de muitas alergias que incluía alergia a flores, banana e melão.

Seus sintomas principais,além do cheiro desagradável cheiro de peixe, era uma tosse intermitente e constante, bem como uma forte sensação de pressão no tórax e nos pulmões. Ela tinha claros sinais de fungos nas unhas, bem como corrimento vaginalfrequente.

Ela havia se consultado com vários clínicos gerais e dermatologistas, mas sem sucesso. Um dermatologista lhe passou creme antifúngico para as unhas. O estado permaneceu como antes.

Foi submetida a um diagnóstico de bioressonância utilizando o sistema VEGA, que detectou uma grande quantidade de intolerâncias alimentares, tais como: trigo, lactose do leite e dos produtos lácteos, bananas, cafeína, açúcar, frango, carne de porco, vegetais da família Solanaceae(batatas, tomates, pimentas, beringelas), azeite e azeitonas.

O VEGA teste também mostrou que ela era ressonante com a forma micelial patogênica da Candida albicans, indicando que ela estava sofrendo de candidíase sistêmica,vários outros fungos também foram encontrados durante o protocolo de testes.

Decidimos ajudar seu corpo a se desintoxicar e retornar para um PH alcalino, bem como ajudamos a eliminar as toxinas e as outras substâncias químicas inflamatórias. Ela seguiu uma dieta de desintoxicação alcalina por 2 semanas, com base em alimentos alcalinos, tais como frutas e legumes.

Seus níveis de energia aumentaram tremendamente após a desintoxicaçãoe ela ainda relatou um aumento considerável na clareza mental. Ela começou o Protocolo Da Vinci para Candida por 3 meses, vejao texto principal para obter mais detalhes.

O cheiro de peixe havia diminuído por volta de 30% em intensidade e frequência e a tosse também diminuiu por volta de 40% nas primeiras

3 semanas de tratamento com o protocolo. Após dois meses de tratamento a tosse melhorou em uns 60%.

Anteriormente ela tossia durante uma hora, agora ela tosse menos de um minuto. O cheiro de peixe melhorou por volta de 70%.

Após a conclusão do protocolo para Candida (3 meses), a Candida finalmente desapareceu, e a tosse tinha melhorado em 100%. Esta foi a primeira vez que a tosse melhorou nos últimos 7 anos. O cheiro de peixe também desapareceu por completo, assim como o fungo das unhas nos dedos dos pés,o tratamento dos fungos nas unhas contou com a ajuda do extrato líquido de sementes de toranja, umagotaem cada unha pela manhã e à noite. Ela se tornou uma mulher muito feliz!

Caso nº 2: O Sr. M, idade 45

O Sr. M se apresentou com uma tosse crônica que ele teve durante os últimos 7 a 8 anos, acompanhada de uma expectoração esbranquiçada. Ele havia sido diagnosticado com Helicobacterpylori (H. pylori) para a qual o médico receitou antibióticos que foram tomados por um período de 2 anos. No entanto, a tosse persistiu mesmo depois dele ter se consultado com vários médicos, incluindo otorrinolaringologistas e pneumologistas, sem nenhum resultado.

Antes da tosse começar ele morava em um apartamento mofado.

Ele foi submetido a testes de intolerância alimentar com o sistema VEGA que detectou intolerância a alguns alimentos, tais como: trigo, soja, lactose do leite e dos produtos lácteos, feijão, cafeína, amêndoas e nozes, carne de porco, frutas cítricas (limão, toranja, laranja), azeite e azeitonas. Ele é vegetariano, mas inclui a lactose e os peixes em sua dieta.

O sistema VEGA também mostrou que ele estava sofrendo de Candida albicans sistêmica. Ele seguiu uma dieta de desintoxicação alcalinadurante 15 dias, baseadaem frutas e legumes. Durante a desintoxicação a tosse diminuiupor volta de 50% na frequência, e mais ou menos 70% na intensidade. O catarro branco parou completamente.

Imediatamente após a desintoxicaçãoele começou o Protocolo Da Vinci para Candida por 3 meses. Durante o Protocolo para Candida seus níveis de energia tiveram um aumento impressionante, e ele teve uma incrível clareza mental.

Após o tratamento da Candida, sua tosse desapareceu completamente, e o catarro diminuiu para uma quantidade mínima.

Caso n° 3: A Sra. S, idade 49

A Sra. S reclamava que ela tinha asma brônquica e sofria de alergias. Os médicos lhe deram sprays de cortisona. Ela também sofria de obesidade (147 kg) e sempre que ela tentou alguma dieta, sofria de hipoglicemia.

Outras questões de saúde incluíam arritmia cardíaca (fibrilação atrial) e DRGE (doença do refluxo gastroesofágico). Ela estava tomando Varfarina, um anticoagulante, para evitar a formação de coágulos sanguíneos. Ela também tomava medicação para controlar a arritmia.

Ela também haviaremovidoalguns nódulos da sua tireoide e estava tomando Tiroxina diariamente.

Foi recomendado que ela começasse com uma dieta comprometidade desintoxicação alcalina com duração de 1 mês. Isto significa que o organismo se desintoxica mais lentamente do que com a dieta alcalina de 15 dias,mantendo na dieta de desintoxicação os alimentos ricos em proteínas durante as duas primeiras semanas. Este procedimento é recomendado quando houver doenças crônico-degenerativas, a fim de evitar quaisquer possíveis reações adversas causadas pela eliminação das substâncias químicas inflamatórias.

Assim, na primeira semana de desintoxicação lhe foi permitido comer peixe e leguminosas, juntamente com frutas e legumes. Na segunda semana o peixe foi eliminado e apenas as leguminosas permaneceram junto com as frutas e os legumes. Durante as duas últimas semanas ela só comeu frutas e legumes.

Durante a desintoxicaçãoo seu estômago e a digestão melhoraram, e ela estava se sentindo muito melhor; o edema também desapareceu após uma urinação pesada que ocorreu no início, e ela ainda perdeualguns centímetros perceptíveis em volta da sua cintura, para suaalegria, pois a sua perda de peso estava bloqueada por um longo tempo.

Durante os testes de bioressonânciaficoudemonstrado que ela era intolerante a um certo número de alimentos, tais como: trigo, lactose do leite e dos produtos lácteos, cítricos (laranjas, limões, toranjas), cafeína, açúcar, avelã, nozes, amêndoas, carne de porco, frango e os vegetais da família das solanaceae(batatas, tomates, beringelas, pimentas).

Além disso, o teste com o sistema Vega Bio-dermal também demonstrou que ela estava sofrendo de candidíase sistêmica. Por isso, ela começou oProtocolo Da Vinci para Candida por 3 meses. Durante o protocolo para Candida ela perdeu um total de 12 kg, seus sintomas asmáticos desapareceram completamente, e ela agora pode subir degraus sem chiados no peito e nem ficar ofegante, caminhando com passos muito mais rápidos. Como uma dádiva, a sinusite crônica também desapareceu completamente.

Conclusões

Isto nos traz ao final do livro sobre como *verdadeira e seguramente*curar sua Candida. Em minha experiência clínica nos últimos 35 anos, eu testemunhei pessoas recuperando sua saúde usando o Protocolo Da Vinci para Candida,isso é algo que realmente me dá muita satisfação espiritual, ver pessoas que sofreram por muitos anos ficarem melhor<u>em apenas 3 meses.</u>

Portanto, eu decidi escrever este livro,para poder compartilhar com todos uma maneira bem sucedida de tratar a Candida. Eu certamente não teria escrito este livro se eu não tivesse uma rica experiência no tratamento da Candida com *milhares*de pacientes tratados ao longo dos anos.

Existe uma grande diferença entre falar teoricamente sobre tratamentos, e estar na linha de frente com muitos pacientes e testemunhar como se recuperaram de tantos males.

Sendo assim, eu dedico este livro aos meus muitos pacientes que trabalharam pacientemente comigo e me ensinaram muitas coisas inclusive para este livro,desejo a todos uma boa saúde e muitas felicidades!

Apêndice

Questionário sobre Candida do Dr. Crooks

Se você quer saber se seus problemas de saúde estão relacionados com fungos, faça este teste abrangente. As perguntas da seção A focamno seu histórico médico, nos fatores que promovem o crescimento da Candida albicans e que são frequentemente encontrados em pessoas com problemas de saúde relacionados com os fungos. Na secção B você vai encontrar uma lista de 23 sintomas que estão frequentemente presentes em pacientes com problemas de saúde relacionados com o fungo. A seção C consiste de 33 outros sintomas que são, por vezes, vistos em pessoas com problemas relacionados com fungos, mas que também podem ser encontrados em pessoas com outros transtornos.

O preenchimento e a pontuação do questionário devem ajudar você e seu profissional de saúde a avaliar o possível papel que a Candida albicans desempenhanos seus problemas de saúde.

SEÇÃO A: HISTÓRICO

• Você já tomou tetraciclina ou algum outro antibiótico para acne durante um mês ou mais? (35 pontos).

• Você, em qualquer momento da sua vida, tomou antibióticos de amplo espectro ou qualquer outro medicamentoantibacteriano para doenças respiratórias, infecções urinárias ou qualquer outro problema por dois meses ou mais, ou em intervalos mais curtos por quatro vezes ou mais em um período de um ano? (35 pontos).

• Você tomou algum medicamento antibiótico de amplo espectro, mesmo em uma única dose? (6 pontos).

• Você, em qualquer momento da sua vida, foi incomodado por prostatite ou vaginite persistente, ou quaisquer outros problemas que tenha afetado seus órgãos reprodutores? (25 pontos).

• Você está incomodado por problemas de concentração ou perda de memória,ou às vezes você se sente desconectado? (20 pontos).

• Você se sente "completamente doente", no entanto, apesar de muitas visitas a vários médicos diferentes, a causa não é encontrada? (20 pontos).

• Você já engravidou duas ou mais vezes? (5 pontos).

• Engravidou uma vez? (3 pontos).

• Você tomou pílula anticoncepcional por mais de dois anos? (15 pontos).

• Tomou por seis meses a dois anos? (8 pontos).

• Você já tomoucorticoides (esteroides), por via oral, injetável ou por inalação por mais de duas semanas? (15 pontos).

• Tomou por 2 semanas ou menos? (6 pontos).

• A exposição a inseticidas, perfumes, odores de lojasde tecidos e outros produtos químicos provocam sintomas? Moderado a grave (20 pontos), leve (5 pontos).

• A fumaça do tabaco realmente lhe incomoda? (10 pontos).

• Seus sintomas pioramcom a umidade, dias abafados ou em lugares mofados? (20 pontos).

• Você teve pé de atleta, dermatofitose,tineacruris ou qualquer outra infecção fúngica crônica na pele ou nas unhas? Graves ou persistentes (20 pontos), leves a moderadas (10 pontos).

• Você tem desejos por açúcar? (10 pontos).

PONTUAÇÃO TOTAL DA SECÇÃO A __________

SEÇÃO B: SINTOMASPRINCIPAIS

Para cada um de seus sintomas, coloque o valor correspondente na coluna de pontuação.

1. Se o sintoma for ocasional ou leve	**3 pontos**
2. Se o sintoma for frequente e/ou moderadamente severo	**6 pontos**
3. Se o sintoma forsevero e/ou incapacitante	**9 pontos**

Some a pontuação total e escreva no final desta seção.

• Fadiga ou letargia   ______

• Sentimento de estar "esgotado"   ______

• Depressão ou transtorno bipolar   _______

• Dormência, formigamento, ardência   _______

• Cefaleia   _______

• Dores Musculares   _______

• Fraqueza muscular ou paralisia   _______

• Dor e/ou inchaço nas juntas   _______

•Dor Abdominal   _______

• Constipação e/ou diarreia   _______

• Arrotos,inchaços ou gases intestinais   _______

• Ardências, comichões ou corrimentos vaginais   _______

•Prostatite   _______

• Impotência sexual masculina   _______

• Perda de desejo ou sensação sexual   _______

• Endometriose ou infertilidade   _______

• Cólicas e/ou outras irregularidades menstruais   _______

•Tensão pré-menstrual (TTPM)   _______

• Ataques de ansiedade ou choro   _______

• Mãos ou pés frios, baixa temperatura corporal   _______

• Hipotireoidismo   _______

• Tremor ou irritação quando com fome   ______

• Cistite ou cistite intersticial   ______

PONTUAÇÃOTOTAL DA SEÇÃO B   -_____

SEÇÃO C: OUTROS SINTOMAS

Para cada um de seus sintomas, coloque o valor correspondente na coluna de pontuação.

1. Se o sintoma for ocasional ou leve   **3 pontos**

2. Se o sintoma for frequente e/ou moderadamente severo   **6 pontos**

3. Se o sintoma forsevero e/ou incapacitante   **9 pontos**

Some a pontuação total e escreva no final desta seção.

• Sonolência, incluindo sonolência inadequada   ______

• Irritabilidade   ______

• Problemas de coordenação   ______

• alternâncias frequentes de humor   ______

• Insônia   ______

• Tonturas / perda do equilíbrio   ______

• Pressão acima dosouvidos, flacidez nas maçãs do rosto ou

na Testa   ______

• Tendência a se ralar facilmente   ______

• Eczema, coceiras nos olhos   ______

• Psoríase   ______

• Urticária crônica   ______

• Indigestão ou azia / acidez estomacal   ______

• Sensibilidade ao leite, trigo, milho ou outros alimentos   ______

• Muco nas fezes   ______

• Prurido anal   ______

• Boca ou garganta seca   ______

• Erupções na boca, incluindo língua "branca"   ______

• Mau hálito   ______

• Odor nos pés, cabelo ou corpo que não some com banho   ______

• Congestão nasal ou gotejamento pósnasal   ______

• Prurido nasal   ______

• Infecção de garganta   ______

• Laringite, perda da voz   ______

• Tosse ou bronquite recorrente   ______

• Dor ou aperto no peito   ______

• Chiadosno peito ou dificuldade para respirar   ______

• Urgência ou incontinência urinária   ______

• Ardência ao urinar   ______

• Moscas volantes ou visão irregular   ______

• Olhos ardendo ou lacrimejando   ______

• Infecções ou corrimentorecorrentes nos ouvidos   ______

• Otalgia (dor nos ouvidos) ou surdez   ______

PONTUAÇÃO TOTAL DA SEÇÃO C   ______

TOTAL GERAL (SEÇÃO A + B + C)   ______

O **TOTAL GERAL** irá ajudar você e o seu profissional de saúde a decidir se seus problemas de saúde e está relacionado com fungo. A pontuação para as mulheres será mais alta, uma vez que sete itens do questionário se aplicam a mulheres, enquanto apenas dois se aplicam exclusivamente aos homens.

• Os problemas de saúde estão quase certamente relacionados com a Candida nas mulheres com pontuação **acima de 180**, e em homens com pontuação **acima de 140.**

• Os problemas de saúde estão provavelmente relacionados com a Candida nas mulheres com pontuação**acima de 120**, e nos homens com pontuação**acima de 90.**

• Os problemas de saúde estãopossivelmente relacionados com a Candida nas mulheres com pontuação**acima de 60**, e nos homens com pontuação**acima de 40**.

• Com uma pontuação menor que 60 para mulheres e menor que 40 para homens,é menos provável quea Candida esteja relacionada com as causasdos problemas de saúde.

Pontuação de 60-99 a Candida é uma possível causa dos problemas de saúde pontuação de 100-139 a Candida é uma provável causa dos problemas de saúde. Pontuação acima de 140 a Candida é quase certamente a causa dos problemas de saúde.

QUESTIONÁRIO PARASITÁRIO

São muitas as causas para cada um dos sintomas listados abaixo. Atribua pontos para cada sintoma e veja se surge um padrão.

A= Nunca ocorreu este sintoma
B = O Sintoma ocorre ocasionalmente
C= O sintoma ocorre frequentemente
D= O sintoma ocorre regularmente

Perguntas	A	B	C	D
Sonoagitado	0	1	2	3
Problemas de pele, erupções cutâneas, coceiras	0	1	2	3
Aumento do apetite, com fome após as refeições	0	1	2	3
Diarreias Frequentes, fezes soltas	0	1	2	3
Ranger de dentes ao dormir	0	1	2	3

Fezes inconsistentes, de consistência variável	0	1	2	3
Mania de cutucar o nariz, retirar melecas com o dedo	0	1	2	3
Doresabdominais	0	1	2	3
Rugas verticais ao redor da boca	0	1	2	3
Coceira anal e/ou retal	0	1	2	3
Linhas Paralelas (rachaduras/faixas) na sola dos pés	0	1	2	3
Cólicas e queimação intestinal	0	1	2	3
Irritabilidade (semmotivoaparente)	0	1	2	3
Sentindo-se inchado, gases intestinais	0	1	2	3
Diarreia, alternando com prisão de ventre	0	1	2	3
Urgência intestinal, eventuais acidentes	0	1	2	3
Tendênciasà Hiperatividade (nervosismo)	0	1	2	3
Círculos escuros sob os olhos	0	1	2	3
Necessidade de mais sono, acordando cansado	0	1	2	3
Alergias, sensibilidade a algum alimento	0	1	2	3
Febres de origemdesconhecida	0	1	2	3
Suores noturnos (sem estar na menopausa)	0	1	2	3
Beija animais de estimação, permite-lhes lamber seu rosto	0	1	2	3
Anemia(s)	0	1	2	3
Resfriados frequentes, gripes, infecções de garganta	0	1	2	3
Anda descalço em parques, ruas etc.	0	1	2	3

	0	1	2	3
Viajou para outros países	0	1	2	3
Come carne de porco ou derivados mal passada	0	1	2	3
Come sushi, sashimi	0	1	2	3
Dorme com animais de estimação na cama	0	1	2	3
Fazxixinacama	0	1	2	3
Homens: disfunção sexual	0	1	2	3
Esquecimento (Perda de memória)	0	1	2	3
Reflexos lentos	0	1	2	3
Perda de apetite (Fastio)	0	1	2	3
Face amarelada	0	1	2	3
Coraçãoacelerado	0	1	2	3
Dores no peito	0	1	2	3
Dores no umbigo	0	1	2	3
Rostoembaçado, não claro	0	1	2	3
Dor: nas costas, nas coxas, nos ombros	0	1	2	3
Letargia, apatia	0	1	2	3
Dormência, formigamento nas mãos, nos pés	0	1	2	3
Dores queimantes no estômago, nos intestinos	0	1	2	3
Problemasmenstruais	0	1	2	3
Lábios secos durante o dia e úmidos à noite	0	1	2	3
Baba enquantodorme	0	1	2	3

Sangue oculto nas fezes (encontrado a partir de exames de laboratório)	0	1	2	3
Histórico da giárdia, oxiúros ou outros vermes	0	1	2	3
Já fez ou ainda faz natação em riachos, rios, lagos	0	1	2	3

PONTUAÇÃO TOTAL:

De 10 a 14 pontos -Talvez haja infestação parasitária.

De 15 a 20 pontos -Suspeito de parasitas.

De 21 a 25 pontos -Provável infestação (Fazer exames específicos).

Acima de 25 pontos-Alta probabilidade do envolvimento de parasitas.

Anotações:

____

____

____

____

____

____

____

____

____

____

____

____

____

____

Referências

Al-Doory Y. 1969. The mycology of the freeliving baboon (Papio sp.). Mycopathologia et MycologiaApplicata 38: 7–15.

Anderson KE, Kappas A. Dietary regulation of cytochrome P-450. Annu Rev Nutr. 11:141-167, 1991.

Ballie-Hamilton, P. The Detox diet. UK: Penguin, 2002.

Banerjee, M., D.S. Thompson, A. Lazzell, P.L. Carlisle, C. Pierce, C. Monteagudo, J.L. Lopez-Ribot, and D. Kadosh. 2008. UME6, a novel filament-specific regulator of Candida albicans hyphal extension and virulence. Mol. Biol. Cell 19, 1354-1365.

Barclay GR, McKenzie H, Pennington J, Parratt D, Pennington CR. The effect of dietary yeast on the activity of stable chronic Crohn's disease. Scand J Gastroenterol 1992; 27 :196–200.

Bartlett JG, Gilbert DN, Spellberg B. Seven ways to preserve the miracle of antibiotics. Clin Infect Dis. 2013;56(10):1445–1450.

Bastidas RJ, Heitman J: Trimorphic stepping stones pave the way to fungal virulence. PNAS 2009; 106: 351–2.

Berman J: Morphogenesis and cell cycle progression in Candida albicans. CurrOpin Microbiol 2006; 9: 595–601.

Bernhardt H, Knoke M. Mycological aspects of gastrointestinal microflora. Scand J Gastroenterol 1997; 32(suppl 222) :102–106.

Bland JS, Bralley JA. Nutritoinal upregulation of hepatic detoxification enzymes. J Appl Nutr. 44(3&4):2-15, 1992.

Blankenship, J.R. and A.P. Mitchell. 2006. How to build a biofilm: a fungal perspective. Curr. Opin. Microbiol. 9, 588-594.

Brandtzaeg P. The mucosal B cell and its functions. In: Brostoff J, Challacombe S (eds): Food Allergy and Intolerance. London: Saunders; 2002:127-171.

Budtz- Jorgensen, E. Cellular immunity in acquired Candidiasis of the palate. Scand. J. Dent. Res. 81, 372, 1973

Cabot, S. Juice Fasting Detoxification. USA: The Sprout House, 1992.

Calderone RA, Fonzi WA: Virulence factors of Candida albicans. Trends Microbiol 2001; 9: 327–35.

Calderone, R.A., and R.L. Cihlar (e.d.). Fungal pathogenesis: principles and clinical applications. Marcel Dekker, Inc., New York, N.Y, 2002

Carlisle, P.L., M. Banerjee, A. Lazzell, C. Monteagudo, J.L. LopezRibot, and D. Kadosh. 2009. Expression levels of a filament-specific transcriptional regulator are sufficient to determine Candida albicans morphology and virulence. Proc. Natl. Acad. Sci. USA 106, 599-604.

Centers for Disease Control and Prevention, Office of Infectious Disease Antibiotic resistance threats in the United States, 2013. Apr, 2013. Available at: http://www.cdc.gov/drugresistance/threat-report-2013. Accessed January 28, 2015.

Crampin, H., K. Finley, M. Gerami-Nejad, H. Court, C. Gale, J. Berman, and P.E. Sudbery. 2005. Candida albicans hyphae have a Spitzenkorper that is distinct from the polarisome found in yeast and pseudohyphae. J. Cell. Sci. 118, 2935-2947.

Crandall M. The pathogenetic significance of Intestinal Candida Colonization, 2004

Crook WG: The yeast connection, A medical Breakthrough 2nd Addition Professional Books, Jackson, TN, 1984

Crook, WG. The Yeast Connection and the Woman. Professional Books, Jackson TN 1987.

Dalkilic E, Aksebzeci T, Kocatürk I, Aydin N, Koculu B: The investigation of pathogenity and virulence of Candida. In: Tümbay E, Seeliger HPR, Ang Ö (eds.): Candida and Candidamycosis. New York: Plenum Press 1991; 50: 167–74

Davies MH, Gough A, Sorhi RS, Hassel A, Warning R, Emery P. Sulphoxidation and sulphation capacity in patients with primary biliary cirrhosis. J Hepatol. 22(5):551-560, May 1995.

Douglas LJ: Candida biofilms and their role in infection. Trends Microbiol 2003; 11: 30–6.

Enderlein, G. (1925). Bakterien-Cyclogenie, Verlag de Gruyter & Co, Berlin.

Filler SG, Sheppard DC: Fungal invasion of normally non- phagocytic host cells. PLOS Pathog. 2006; 2: e129.

Fitzsimmons N, Berry DR. Inhibition of Candida albicans by Lactobacillus acidophilus : evidence for the involvement of a peroxidase system. Microbios 1994; 80 :125–133.

Gail Burton. Candida, The Silent Epidemic, Candida Causative factors, 4-9, 2003

Georgiou, G.J. (2008) British Naturopathic Journal, Vol. 25.,No. 1 & 2.

Georgiou, G.J. (2005) Explore! Volume 14, No. 6.

Grant DM. Detoxification pathways of the liver. J InherMetab Dis. 14;421-430, 1991.

Grubb SEW, Murdoch C, Sudbery PE, Saville SP, Lopez-Ribot JL, Thornhill MH: Candida albicans-endothelial cell interactions: a key step in the pathogenesis of systemic candidiasis. Infect Immun 2008; 76: 4370–7.

Hesseltine HC, Campbell LK. 1938. Diabetic or mycotic vulvovaginitis. American Journal of Obstetrics and Gynecology 35: 272–283.

Hornby, J.M., E.C. Jensen, A.D. Lisec, J.J. Tasto, B. Jahnke, R. Shoemaker, P. Dussault, and K.W. Nickerson. 2001. Quorum sensing in the dimorphic fungus Candida albicans is mediated by farnesol. Appl. Environ. Microbiol. 67, 2982-2992

Hube B: From commensal to pathogen: stage- and tissue-specific gene expression of Candida albicans. CurrOpin Microbiol 2004; 7: 336–41.

HuldaRegehr Clark, Ph.D., N.D., The Cure for all Diseases 1995

Hussein, H.S., and J.M. Brasel. Toxicity, metabolism, and impact of mycotoxins on humans and animals. Toxicology 167, 2001

Iwata, K.; Yamamoto, Y "Glycoprotein Toxins Produced by Candida albicans." Proceedings of the Fourth International Conference on the Mycoses, PAHO Scientific Publication #356, June 1977.

John Parks Trowbridge, M.D., and Morton Walker, D.P.M., The yeast syndrome- Antibiotics Encourage Yeast Overgrowth, 45-46, 1986

Kanda N, Tani K, Enomoto U, Nakai K & Watanabe S. The skin fungus-induced Th1- and Th2-related cytokine, chemokine and prostaglandin E 2 production in peripheral blood mononuclear cells from patients with atopic dermatitis and psoriasis vulgaris. Clinical & Experimental Allergy; 32(8):1243-50.

Kennedy MJ, Volz PA. Ecology of Candida albicans gut colonisation: inhibition of Candida adhesion, colonisation and dissemination from the gastrointestnaltracy by bacterial antagonism. Infect Immun 1985; 49: 654–63.

Koivikko A, et al. Allergenic cross-reactivity of yeasts. Allergy 1988; 43:192-200.

Kubo I, Fujita K, Lee SH, Ha TJ. Antibacterial activity of polygodial. Phytother Res. 2005 Dec;19(12):1013-7.

Kumamoto CA, Vinces MD: Alternative Candida albicans lifestyles: growth on surfaces. Annu Rev Microbiol 2005; 59: 113–33.

Lee SH, Lee JR, Lunde CS, Kubo I. In vitro antifungal susceptibilities of Candida albicans and other fungal pathogens to polygodial, a sesquiterpene dialdehyde. Planta Med. 1999 Apr;65(3):204-8.

Leon Chaitow N.D, D.O, Candida Albicans- Could yeast be your problem? How Candida gets out of hand. Chapter 3- Immune System Deficiency, 24-26, 1991

Lushniak BD. Antibiotic resistance: a public health crisis. Public Health Rep. 2014;129(4):314–316.

Luyt CE, Brechot N, Trouillet JL, Chastre J. Antibiotic stewardship in the intensive care unit. Crit Care. 2014;18(5):480.

Magee PT, Chibana H: The genomes of Candida albicans and other Candida species. In: Calderone RA (ed.): Candida and candi, diasis. Washington: ASM Press 2002; 293–304

Michael T. Murray, N.D., Chronic Candidiasis, Dietary factors, sugar and the yeast syndrome: 43,44, 1997

Morschhäuser J, Köhler G, Ziebuhr W, Blum-Oehler G, Dobrindt U, Hacker J: Evolution of microbial pathogens. Phil Trans R Soc Lond 2000; 355: 695–704.

Morita E, Hide M, Yoneya Y, Kannbe M, Tanaka A, Yamamoto S: An assessment of the role of Candida albicans antigen in atopic dermatitis. J Dermatol 1999; 26: 282–7. 20. Pappas PG, Rex JH, Sobel JD, et al.: Guidelines for treatment of Candidiasis. CID 2004; 38: 161–89. 21.

Netea MG, Brown GD, Kullberg BJ, Gow NAR: An integrated model of the recognition of Candida albicans by the innate immune system. Nat Rev Immunol 2008; 6: 67–78.

Nieuwenhuizen WF, Pieters RH, Knippels LM, Jansen MC, Koppelman GJ. Is Candida albicans a trigger for the onset of coeliac disease? Lancet 2003; 361 :2152–2154.

Nobile, C.J. and A.P. Mitchell. 2006. Genetics and genomics of Candida albicans biofilm formation. Cell. Microbiol. 8, 1382-1391

Noverr MC, Falkowski NR, McDonald RA, McKenzie AN, Huffnagle GB: Development of allergic airway disease in mice following antibiotic therapy and fungal microbiota increase: role of host genetics, antigen, and interleukin-13. Infect Immun 2005; 73: 30–8.

Noverr MC, Phare SM, Toews GB, Coffey MJ, Huffnagle GB: Path, ogenic yeasts Cryptococcus neoformans and Candida albicans produce immunomodulatory prostaglandins. Infect Immun 2001; 69: 2957–63.

Noverr MC, Noggle RM, Toews GB, Huffnagle GB: Role of antibiotics and fungal microbiota in driving pulmonary allergic responses. Infect Immun 2004; 72: 4996–5003.

Odds FC. 1988. Candida and Candidosis, 2nd edn. Bailli`ere Tindall: London.

Piddock LJ. The crisis of no new antibiotics—what is the way forward? Lancet Infect Dis. 2012;12(3):249–253.

Püspanen AE, Hogan DA: PEPped up: induction of Candida albicans virulence by bacterial cell wall fragments. Cell Host Microbe 2008; 4: 1–2

Polakova S, Blume C, Zarate JA, Mentel M, Jorck-Ramberg D, Stenderup J, et al.: Formation of new chromosomes as a virulence mechanism in yeast Candida glabrata. PNAS 2009; 106: 2688–93

Poulain D, Hopwood V, Vernes A. Antigenic variability of candida albicans. CRC Crit Rev Microbiol 1985; 12:223-70.

Raska M, Belakova J, Krupka M, Weigl E: Candidiasis – Do we need to fight or to tolerate the Candida fungus? Folia Microbiol 2007; 52: 297–312.

Reinel D, Plettenberg A, Seebacher C, et al.: OraleCandidose. Leitlinie der DeutschenDermatologischen Gesellschaft und der DeutschsprachigenMykologischen Gesellschaft. JDDG 2008; 7: 593–7.

Reinholdt J, Krogh P, Holmstrup P. Degradation of IgA1, IgA2, and S-IgA by candida and torulopsis species. Acta Path Microbiol Immunol Scand, Sect C 1987; 95:65-74.

Romani L, Bistoni F, Puccetti P. Initiation of T-helper cell immunity to Candida albicans by IL-12: the role of neutrophils. Chem Immunol. 1997; 68:110-35.

Romani L, Bistoni F, Puccetti P: Adaptation of Candida albicans to the host environment: the role of morphogenesis in virulence and survival in mammalian hosts. CurrOpin Microbiol 2003; 6: 338–43.

Salloum, TK. Fasting Signs and Symptoms: A Clinical Guide. USA: Buckeye Naturopathic Press, 1992.

Scrivner, J. Detox Yourself. UK: Judy Piatkus (Publishers) Ltd., 1998.

Seelig MS. Mechanisms by which antibiotics increase the incidence and severity of candidiasis and alter the immunological defences. Bacteriol Rev 1 1966; 30 :4442–4459.

Shah DT, Jackman S, Engle J, Larsen B. Effect of gliotoxin on human polymorphonuclear neutrophils. Inf Dis ObsterGynecol 1998; 6 :168–175.

Shen J, Cowen LE, Griffin AM, Chan L, Kohler JR: The Candida albicans pescadillo homolog is required for normal hypha-to-yeast morphogenesis and yeast proliferation. PNAS 2008; 105: 20918–23.

Soll DR: Phenotypic switching. In: Calderone RA (ed.): Candida and Candidiasis. Washington: ASM Press 2002; 123–42.

Sudbery, P.E., N.A.R. Gow, and J. Berman. 2004. The distinct morphogenic states of Candida albicans. Trends Microbiol. 12, 317- 324

The Chronic Candidiasis Syndrome: Intestinal Candida and its relation to chronic illness OAM 1996-1997, 16. Gutierrez, J.; Maroto, C. et al: Circulating Candida antigens and antibodies: useful markers of candidemia. Journal of Clinical Microbiology. 31(9):25502, 1993.

Thewes S, Kretschmar M, Park H, Schaller M, Filler SG, Hube B: In vivo and ex vivo comparative transcriptional profiling of invasive and noninvasive Candida albicans isolates identifies genes associated with tissue invasion. Mol Microbiol 2007; 63: 1606–28.

Trowbridge JP and Walker M. The yeast Syndrome Bantam Books, New York, N.Y, 1986

Truss C: The missing Diagnosis Birmingham Alabama (The Author), 1983

Truss, CO. Metabolic abnormalities in patients with chronic Candidiasis, the acetaldehyde hypothesis, Journal of Orthomolecular Medicine, 13:63- 93, 1984

Viswanathan VK. Off-label abuse of antibiotics by bacteria. Gut Microbes. 2014;5(1):3–4.

Vojdani A, Rahimian P, Kalhor H and Mordechai E. Immunological cross reactivity between candida albicans and human tissue. J Clin Lab Immunol 1996; 48:1-15.

Wade, C. Inner Cleansing: How to Free Yourself from the Joint-Muscle-Artery-Circulation Sludge. New York: Parker Publishing Co., 1992.

Walsh, TJ.; Lee, JW.; et al: "Serum Darabinitol measured by automated quantitative enzymatic assay for detection and therapeutic monitoring of experimental disseminated candidiasis: correlation with tissue concentrations of Candida albicans." Journal of Medical & Veterinary Mycology. 32(3):20515, 1994.

Weig M, Werner E, Frosh M, Kasper H. Limited effect of refined carbohydrate dietary supplementation on colonization of the gastrointestinal tract of healthy subjects by Candida albicans . Am J Clin Nutr 1999; 69 :1170–1173.

William G. Crook, M.D., Chronic Fatigue Syndrome and the yeast connection, Probiotics: 260,261, 1992

William G. Crook, M.D., The yeast connection, Candida questionnaire and score sheet, Diagnosis of a yeast-Related disorder, 29-33, Food allergies: 122, 1986

Xu XL, Lee RTH, Fang HM, Wang YM, Li R, Zou H, et al.: Bacterial peptidoglycan triggers Candida albicans hyphal growth by directly activating the adenylyl cyclase cyr1p. Cell Host Microbe 2008; 4: 28–39.

Videos

Se você quiser assistir alguns webinários e vídeos que eu tenho feito sobre a Candida e outros assuntos, aqui estão eles (se você não conseguir abrir o link, basta procurar no YouTube por "Dr. Georgioue Candida".

Vídeos: Candida

Https://www.youtube.com/watch?v=nOYIFKrGbrM&t=620s

Https://www.youtube.com/watch?v=VQnE8VQXFpc

Aviso Legal

As informações contidas neste livro são oferecidas para que você possatomar decisões sobre sua saúde de modo que você possa otimizar ela. Se existirem problemas graves de saúde você deve sempre consultar o seu profissional de saúde antes de iniciar qualquer tratamento.

As informaçõessobre saúde neste livro não são aconselhamentos médicos e nem devem ser tratadas como tal,são fornecidas sem quaisquer representações ou garantias, expressas ou implícitas. Nós não garantimos ou declaramos que as informações médicasneste livro sejam verdadeiras, exatas, atuais, completas ou que não possam te induzir em algum erro.

Você não deve confiar nas informaçõescontidas neste livro como uma alternativa para a assistência médica do seu profissional de saúde. Se você tiver quaisquer perguntas específicas sobre qualquer assunto, você deve consultar o seu profissional de saúde. Se você acha que pode sofrer de qualquer condição de saúde, você deve procurar atenção profissional imediatamente. Você nunca deve esperar para buscaro aconselhamento de um profissional de saúde, você não deve desconsiderar um aconselhamento ou descontinuar um tratamento por causa das informações neste livro.

Embora todos os esforços tenham sido feitos para fornecer informações que sejam corretas e de ponta, no entanto o autor não se responsabiliza por qualquer decisão que o leitor venha a tomar ao ler este livro, nem pode garantir que os remédios que ele recomenda neste livro irão ajudar a todos.

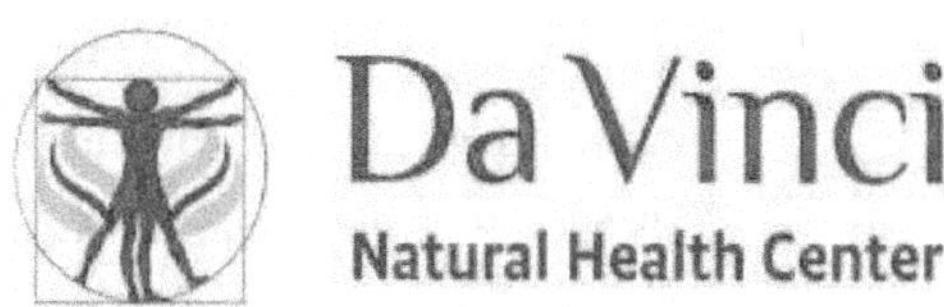

Tel: +357 24 – 82 33 22
Email
admin@naturaltherapycenter.com
Web
www.naturaltherapycenter.com

Consultas Clínicas

Para agendar uma consulta com o Dr. **Georgiou** no Da Vinci Holistic Health Center em Larnaca, no Chipre, basta ligar para o centro ou enviar um e-mail.

Da Vinci InstituteofHolistic Medicine

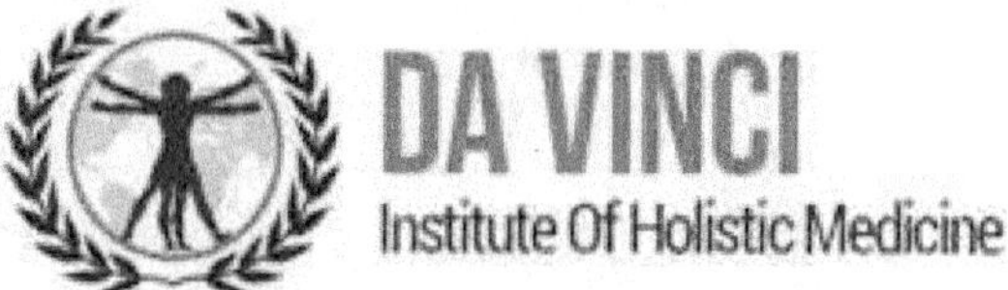

Tel: +357 24 – 82 33 22
Email:admin@collegenaturalmedicine.com
Web:www.collegenaturalmedicine.com

Educação em Medicina Holística

Alguém interessado em estudar medicina holística pode entrar em contato com oinstituto Da Vinci diretamente.

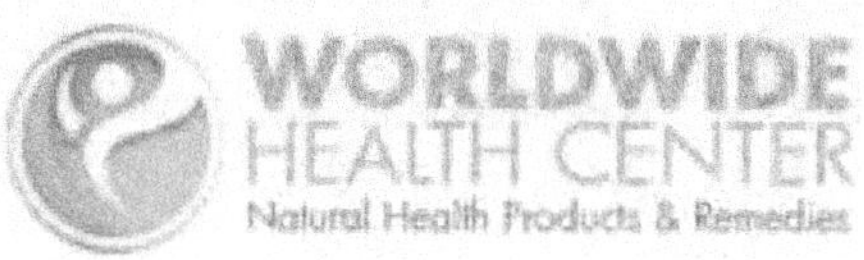

Tel: +357 24 823322
E-mail
admin@worldwidehealthcenter.net
Web
www.worldwidehealthcenter.net

Suplementos Naturais

A maioria dos suplementos mencionados neste livro pode ser obtida a partir deste site.

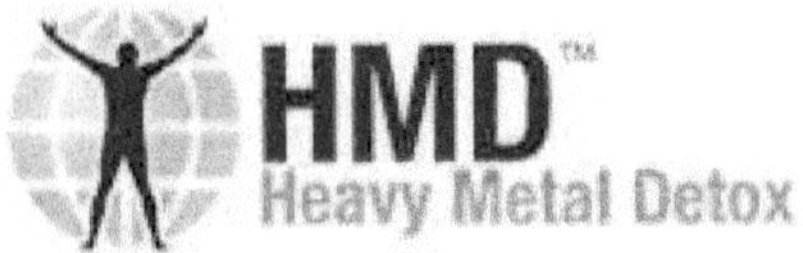

Tel: + 24 82 357 33 22
E-mail: admin@detoxmetals.com
Web: www.detoxmetals.com

Metais Pesados

Os produtos relacionados com a Desintoxicação natural dos metais tóxicos podem ser comprados aqui, eles são enviados globalmente.

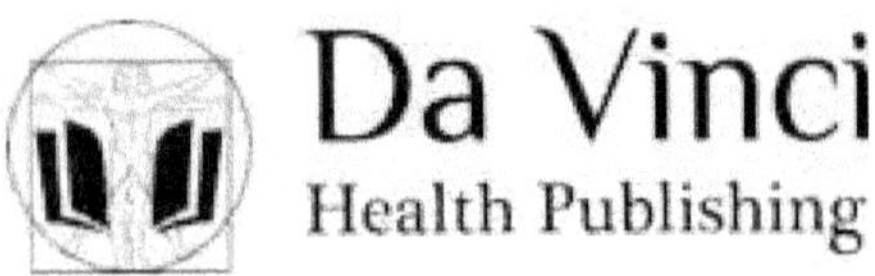

Tel: + 24 82 357 33 22
E-mail: admin@davincipublishers.com

EthicalPublishing

Os profissionais de saúde que desejam publicar seus livros, mas não querem perder os seus direitos autorais, ao mesmo tempo em que receberão a maior parte dos royalties, podem publicar através do Da Vinci Health Publishing – The EthicalPublishers!

SOBRE O AUTOR

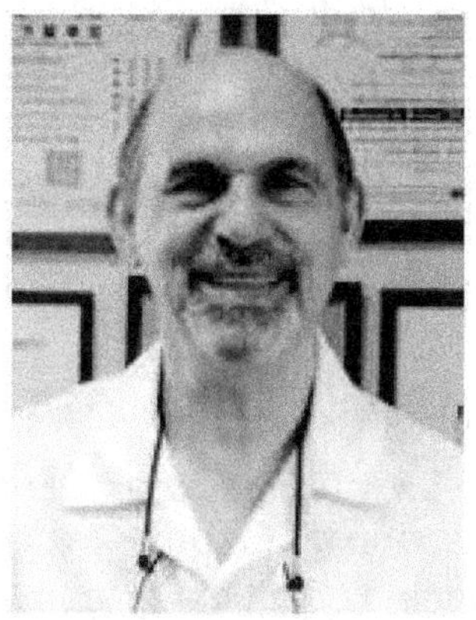

O Dr. John George Georgiou, 64 anos, possui 11 graduações e diplomas abrangendo 25 anos em vários tópicos que vão desde a biologia, a psicologia e a Medicina Natural. Veja algumas formações abaixo:

1. Bachelor of Science (B.Sc) honours degree in Biology/Psychology from Oxford Brook's University, Oxford, England
2. Master's of Science degree (M.Sc) in Clinical Psychology from the University of Surrey, Guildford, England
3. Doctor of Philosophy degree (Ph.D). in Clinical Sexology from The Institute for Advanced Study of Human Sexuality, San Francisco, USA.
4. Doctor of Science (D.Sc (AM)) degree in Alternative Medicine from the International Open University of Alternative Medicine
5. Clinical Nutrition (Dip.ION, Distinction) from the Institute of Optimum Nutrition (ION), London, England
6. Diploma in Electronic Impulse Therapy (Dip.E.I.Th) from the Euro College of Complementary Medicine, UK

7. Diploma in Naturopathic Iridology from the Holistic Health College, UK and Diploma in Iridology from the Society of Iridologists, UK
8. Diploma as a Master Herbalist (MH) from the Holistic Health College, UK
9. Diploma in Homeopathic Medicine (DIHom) from the British Institute of Homeopathy, UK
10. Diploma in SuJok Acupuncture from Onnuri College, Almaty, Kazakhstan
11. Doctor of Naturopathic Medicine (Pastoral) – N.D. (P) from the Sacred Medical Order of the Knights of Hope, US – Licence number: L1016988.

Ele é o diretor fundador do Da Vinci Holistic Health Centre emLarnaca, no Chipre, veja em www.naturaltherapycenter.com, é um centro com várias modalidades, especializado no tratamento das doenças crônicas de todos os tipos. Este modelo de cuidados com a saúde, utilizando uma abordagem holística,está amplamente ilustrado nos seus 23 livros escritosatualmente.

A pesquisa é também uma das suas paixões e ele é considerado um perito em desintoxicação natural de metais pesados, tendo sido premiado com um **Doctorof Science** neste tópico. Ele passou mais de três anos formulando e testando, com o uso de duplo-cegos e testes controlados por placebo, com mais de 350 pessoas, um quelante natural para metais tóxicoschamado HMD™ (Heavy Metal Detox- Desintoxicação de Metais Pesados, tradução livre). Ele é atualmente o detentor da patente mundial pendente sobre este produto que é vendido em todo o mundo através do site www.detoxmetals.com.

Existem diversos artigos que o Dr. Georgiou publicou em periódicos, e que estão disponíveis em seu website nos endereços www.naturaltherapycenter.com e www.detoxmetals.com.

O Dr. Georgiou também foi condecorado com o título de Knight Hospitaller pelaSovereign Medical Order dos KnightsHospitaller (www.smokh.org), uma das mais antigas organizações de caridade cristã no mundo com mais de 200 cavaleiros médicos,todos praticando a medicina holística utilizando remédios naturais formulados pelos monges praticantes da velha medicina monástica. Eles construíram 5 hospitais e clínicas em todo o mundo, todos mantidos com doações de caridade para ajudar os pobres. Como Adido Cultural Diplomáticodo Chipre, ele está neste momento empenhado no processo de criação doSt. Luke's Health CareCharity, para ajudar as pessoas necessitadas através da Medicina Holística.

Seus interesses em pesquisa fizeram dele o principalpesquisador para a Organização Mundial de Saúde (OMS) em estudos sobre a AIDS e uso de drogas, bem como outras pesquisas envolvendo alcoolismo, uso de drogas ilícitas e disfunções sexuais. Ele discursou para os alunos de Mestrado em Psicologia em um campus da Indiana University, EUA, e tem sido um prolífico escritor de artigos sobre saúde para o público em geral, tendo escrito literalmente milhares de artigos tanto em inglês quanto em grego.

A respeito da sua carreira na Sexologia clínica, ele foi o primeiro profissional sexologistaa trabalhar no Chipre, fazendo história nesta área. Isto foi em 1983, quando a sexologia era inédita neste país altamente reprimido sexualmente.

Sua tese de doutorado em Sexologia Clínica tem como título *The Sexual AttitudesofGreekOrthodoxPriests, as atitudes sexuais dos sacerdotes ortodoxos gregos, tradução livre,* um estudo único,nunca antes feito na religião ortodoxa. Houve considerável antagonismo de certas esferas da Igreja Grega Ortodoxa sobre os resultados do estudo.

Em 1990 ele tinha o seu próprio programa de rádio ao vivo, no sábado, na hora do almoço com o título *a sexualidade humana.*

Oprograma estava muito à frente do seu tempo e, em um período de dois anos o Dr. Georgiou conseguiu cobrir 96 temas da sexualidade humana com o público fazendo perguntas e refletindo sobre a ignorância, os tabus e os preconceitos da época. Este programa foi o primeiro na história do Chipre.

Em 1999 publicou o primeiro livro escrito na língua grega sobre o tratamento da ejaculação precoce, publicado na Grécia. Ele também é o Editor do capítulo sobre o Chipre na InternationalEncyclopediaofSexuality, Volume 4.

Como DrGeorgiou tem dois doutorados, um em Sexologia Clínica e o outro em Medicina Alternativa, ele formulou os protocolos para o tratamento das disfunções sexuais que envolvem a integração de ambas as disciplinas. Ele nomeou isto de *SexologiaNaturopática,*um termo único pertinente a ele mesmo, se você pesquisar no Google, este termo irá levar você diretamente para o web site dele.

Atualmente ele é o diretor fundador do Da Vinci Holistic Health Center[1]em Larnaca, no Chipre, bem como o diretor acadêmico do Da Vinci InstituteofHolistic Medicine,[2]uma instituição educacional de aprendizagem à distância, e o diretor/Fundador do Da Vinci BioSciencesResearch Center.

Ele é membro das seguintes associações/Institutos:

- The Society of Biology, UK (MSBiol.)
- Chartered Biologist, UK (C. Biol)
- Member of the Royal Microscopy Society, UK
- The General Council and Register of Naturopaths, UK (GCRN)
- Full Member, The British Naturopathic Association, UK
- Member of Oncology Group, British Naturopathic Association

---

[1]www.naturaltherapycenter.com
[2]www.collegenaturalmedicine.com

- The Register of Naturopathic Iridologists, UK (M.R.N.I.)
- The British Association of Nutritional Therapists, UK (BANT)
- The Association of Master Herbalists, UK. (AMH)
- Fellow of the British Institute of Homeopathy, UK (FBIH)
- The American College of Clinical Thermology, USA
- The International SuJok Therapy Association, Russia
- Member of the Institute of Complementary Medicine, UK (ICM)
- National Iridology Research Association, USA (NIRA)
- Associate Fellow of the British Psychological Society, UK (AFBPsS)
- Chartered Psychologist, UK, BPS (C.Psychol)
- Member, Health Professions Council, UK – registered as Clinical Psychologist (PYL15128)
- Member of Cyprus Psychologists' Association, Cyprus.
- Diplomate of the American Board of Sexology, USA (ABS)
- Registered Sex Therapist with ABS, USA
- Member, The American College of Sexologists, USA (ACS)
- Fellow of the American Academy of Clinical Sexologists, USA (FAACS)
- Member, World Association for Sexology (WAS), USA
- Member of the Cyprus Association of Alternative Therapists (N.D.).

O Dr. Georgiou é casado com Maria, uma psicoterapeuta/professora, tem 4 filhos com idade entre 18 e 31 anos, e netos. Seus hobbies e interesses são: pilotar seu avião, restauração de motos e carros clássicose antigos, restauração de móveis antigos, relojoaria, tocar bouzouki (um tipo de violão), webmaster, viajar, escrever, pesquisar, apicultura e gerenciar sua fazenda orgânica.

Outros livros escritos pelo Dr. Georgiou:

1. Surviving a Nuclear War: Save Your Family and Loved Ones
2. Gallstones: Ridding Stones Naturally in 24 Hours
3. Diabetes: Natural Treatments that Really Work – Latest Research!
4. Curing the "Incurable" with Holistic Medicine: The Da Vinci Secrets
Revealed
5. Reflux Disease: Natural Healing for GERD in 90 Days
6. Lupus: Let Nature Heal – Find Out How
7. Haemorrhoids: The Natural Cure
8. Cholesterol: Heal Naturally Without Medication – Many Secrets Revealed!
9. Diverticulosis: Natural Healing That Works
10. Why Am I Sick? Eliminate the Causes and Be Well Forever!
11. Eczema: Heal Naturally, Without Medication
12. Celiac Disease: Natural Approaches for Optimal Living
13. Fibromyalgia: The Natural Approach to Pain-Free Living
14. IBS: Heal Your Gut Naturally in 90-Days
15. Osteoarthritis: Natural Treatments Without Medication
16. Psoriasis: Natural Treatments That Really Work!
17. Weight Loss Secrets Revealed: No More Dieting!
18. Rheumatoid Arthritis: Natural Treatments for Pain-Free Living!

www.ingramcontent.com/pod-product-compliance
Lightning Source LLC
Chambersburg PA
CBHW051832150726

47998CB00001B/391